老年心血管病
多学科诊疗共识

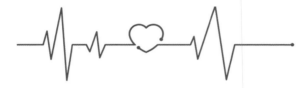

主编　王增武

组织编写
北京高血压防治协会
中国卒中学会高血压预防与管理分会
中国老年保健协会养老与健康专业委员会
中华预防医学会健康生活方式与社区卫生专业委员会
中国心胸血管麻醉学会心血管药学分会

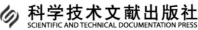

科学技术文献出版社
SCIENTIFIC AND TECHNICAL DOCUMENTATION PRESS
·北京·

图书在版编目（CIP）数据

老年心血管病多学科诊疗共识/王增武主编；北京高血压防治协会等组织编写. —北京：科学技术文献出版社，2022.7

ISBN 978-7-5189-9352-9

Ⅰ.①老⋯ Ⅱ.①王⋯ ②北⋯ Ⅲ.①老年病—心脏血管疾病—诊疗 Ⅳ.①R54

中国版本图书馆 CIP 数据核字（2022）第 119784 号

老年心血管病多学科诊疗共识

策划编辑：孔荣华　邓晓旭		责任编辑：孔荣华　邓晓旭	
责任校对：张永霞		责任出版：张志平	

出　版　者　科学技术文献出版社

地　　　址　北京市复兴路 15 号　邮编　100038

编　务　部　（010）58882938，58882087（传真）

发　行　部　（010）58882868，58882870（传真）

邮　购　部　（010）58882873

官 方 网 址　www.stdp.com.cn

发　行　者　科学技术文献出版社发行　全国各地新华书店经销

印　刷　者　北京地大彩印有限公司

版　　　次　2022 年 7 月第 1 版　2022 年 7 月第 1 次印刷

开　　　本　880×1230　1/32

字　　　数　82 千

印　　　张　3.75

书　　　号　ISBN 978-7-5189-9352-9

定　　　价　30.00 元

老年心血管病多学科诊疗共识
专家名单

主　　编　王增武

编写委员　（以姓氏笔画为序）

王文志　　王鸿懿　　王增武　　司天梅　　刘文虎
刘丽芳　　刘慧琳　　李　晶　　李　静　　邹玉宝
汪　芳　　张宇清　　陈　红　　陈　浩　　陈立颖
陈琦玲　　陈源源　　邵　群　　郑英丽　　郑霄云
赵志刚　　胡立群　　姜春燕　　秦海强　　铁常乐
徐小红　　高　莹　　高永红　　郭　宏　　郭艺芳
唐海沁　　黄红东　　崔兆强　　彭丹涛　　蒋雄京
韩　英　　韩清华　　谢良地　　廖晓阳　　魏学娟

执笔专家　（以姓氏笔画为序）

王鸿懿　　王增武　　刘丽芳　　刘慧琳　　李　晶
邹玉宝　　陈　浩　　陈立颖　　陈琦玲　　邵　群
郑霄云　　姜春燕　　秦海强　　铁常乐　　徐小红
高　莹　　高永红　　郭　宏　　彭丹涛　　廖晓阳
魏学娟

组织编写　北京高血压防治协会
中国卒中学会高血压预防与管理分会
中国老年保健协会养老与健康专业委员会
中华预防医学会健康生活方式与社区卫生专业委员会
中国心胸血管麻醉学会心血管药学分会

前　言

2020 年我国 60 岁及以上人口的比重达 18.70%，其中 65 岁及以上人口为 1.91 亿人，占比 13.50%。根据相关预测，"十四五"期间，全国老年人口将突破 3 亿人，将从轻度老龄化社会迈入中度老龄化社会。随着老龄化的加深及人均预期寿命的提升，慢性病高发将成为老龄化社会的一大挑战。数据显示，我国超过 1.8 亿老年人患有慢性病，患有一种及以上慢性病的比例高达 75%。

心血管病是威胁老年人健康的极大隐患。根据《中国心血管健康与疾病报告 2021》统计，我国心血管病现患病人数达 3.3 亿人，其中老年人口占据多数。随着社会人口老龄化进程的推进，老年心血管病负担逐年增加，合并症多、器官功能衰退、并发症发生率高等因素使得老年人心血管病的诊疗成为我国心血管医疗领域的难点与重点之一。《健康中国行动（2019—2030 年）》中明确提出到 2022 年和 2030 年，心脑血管疾病死亡率分别下降到 209.7/10 万及以下和 190.7/10 万及以下。因此，遏制心血管病的蔓延已经成为健康中国行动和老龄化国家战略的重要组成部分。

开展老年心血管病多学科综合管理，是基于老年人群的特殊性决定的，可明显增强老年患者的治疗效果，控制或减少老年病并发症的发生，降低疾病残疾率和死亡率，减轻患者、家庭和社会经济负担。

本共识以心血管内科、神经内科、老年科、药学、康复科等多学科专家交叉诊疗为基础，结合国内外最新循证医学证据，为老年心血管病患者的诊疗方案提供权威、科学的指导。共识侧重临床实践，以需求为导向，梳理流程，体现多学科合作、综合管理。

2022 年 7 月

目　录

1　健康状态综合评估

1.1　营养评估

1.1.1　概述

1.1.1.1　营养不良

营养不良等同于营养不足，指由于摄入不足或利用障碍引起的能量或营养素缺乏的状态，进而引起机体成分改变和体细胞质量改变，以及生理和精神功能下降，导致不良的临床结局。营养不良可由饥饿、疾病、高龄（如 > 80 岁）单独或联合引起。

1.1.1.2　营养风险

营养风险指现存或潜在的与营养因素相关的导致患者出现不利的临床结局的风险，而非发生营养不良的风险。营养风险与临床结局相对应，与感染性并发症发生率、住院时间、生活质量、成本－效果比等结局指标密切相关。

1.1.2　老年营养问题

营养不良和营养风险是老年患者常见的临床问题。老年住院患者进行的调查显示，有营养不良风险的老年患者占比为35.04%，已发生营养不良者为14.67%，存在营养风险者为46.42%，营养不良风险、营养不良和营养风险发生率均随增龄明显增加，营养风险与死亡率、感染并发症、住院时间和总住院费用显著相关。

有证据表明，对营养不良患者给予合理的肠外、肠内营养支持，能够改善营养状况并最终降低病死率、缩短平均住院日、减少医疗经济耗费等。

1.1.3 营养状况评估

早期筛查与及时干预营养风险是改善老年患者临床预后的重要措施。老年人由于生理原因导致的身高下降、营养素摄入减少、体成分变化、肝肾功能下降等情况，使人体测量、实验室检查等客观指标不能准确反映其营养状况，因此需采用综合评估方法。

1.1.3.1 评估对象

可疑有营养不良风险或已经存在营养不良的老年患者。老年患者营养不良更加隐蔽，需定期接受营养筛查以预防营养不良发生。

1.1.3.2 评估工具

营养筛查是寻找与营养相关问题的指标，以辨别有营养不良风险或已经存在营养不良的老年患者。营养筛查包括营养不良筛查和营养风险筛查。推荐微型营养评定简表（Mini-nutritional assessment short-form，MNA-SF）作为老年患者营养不良的筛查工具，营养风险筛查2002（Nutritional risk screening 2002，NRS 2002）作为老年住院患者的营养风险筛查工具。

（1）MNA-SF

微型营养评定（Mini-nutritional assessment，MNA）主要用于老年人的营养评估。后将 MNA 量表中的 18 个问题简化为 6 个问题组成 MNA-SF。MNA-SF 操作简便、用时不足 4 分钟，且敏感度和特异度与 MNA 相当，具有很好的临床可操作性，适用于养老院和社区老年人，也用于住院患者。其评定结果将受试对象分为营养良好、有营养不良风险和营养不良 3 类（表 1）。

表 1　微型营养评定简表

---

1. 过去 3 个月内有没有因为食欲不振、消化问题、咀嚼或吞咽困难而减少食量？
   0 = 食量严重减少　1 = 食量中度减少　2 = 食量没有改变
2. 过去 3 个月内体重下降情况
   0 = 体重下降大于 3 kg　1 = 不知道　2 = 体重下降 1 ~ 3 kg
   3 = 体重没有下降
3. 活动能力
   0 = 需长期卧床或坐轮椅　1 = 可以下床或离开轮椅，但不能外出　2 = 可以外出
4. 过去 3 个月内有没有受到心理创伤或患上急性疾病？
   0 = 有　2 = 没有
5. 精神心理问题
   0 = 严重痴呆或抑郁　1 = 轻度痴呆　2 = 没有精神心理问题
6. 体重指数（Body mass index，BMI）（kg/m^2）
   0 = BMI < 19　1 = 19 ≤ BMI < 21　2 = 21 ≤ BMI < 23　3 = BMI ≥ 23
7. 小腿围（Calf circumference，cc）（cm）如不能取得体重指数（BMI），请以问题 7 代替问题 6。如已完成问题 6，请不要回答问题 7
   0 = cc 低于 31　3 = cc 相等或大于 31

注：评价标准为 12 ~ 14 分营养良好，8 ~ 11 分有营养不良风险，0 ~ 7 分营养不良。

（2）NRS 2002

目前国内外多个指南及共识均推荐 NRS 2002 作为住院患者营养风险筛查的工具（表 2），也适用于老年住院患者。NRS 2002 评分≥3 分，提示患者存在营养风险。

1.1.4　营养评定

根据在营养筛查过程中得到的资料，由受过培训的营养师、临床医师或护师分析和评价临床信息，从疾病严重程度、进食情况、消化吸收能力、体格检查、生化指标、体重及体成分测量、老年综合评估等方面，对患者营养状况进行全面评估。

表 2　营养风险筛查 2002

内容	评分（分）
A. 营养状态受损评分（取最高分）	
正常营养状态	0
3 个月内体质量减轻 >5% 或最近 1 周进食量（与需要量相比）减少 25%~50%	1
2 个月内体质量减轻 >5% 或 BMI 在 18.5~20.5 kg/m² 或最近 1 周进食量（与需要量相比）减少 50%~75%	2
1 个月内体质量减轻 >5%（或 3 个月内减轻 >15%）或 BMI < 18.5 kg/m²（或血清白蛋白 <35 g/L）或最近 1 周进食量（与需要量相比）减少 75%~100%	3
B. 疾病严重程度评分（取最高分）	
骨盆骨折或者慢性病患者合并有以下疾病：肝硬化、慢性阻塞性肺疾病、长期血液透析、糖尿病、恶性肿瘤	1
腹部重大手术、脑卒中、重症肺炎、血液系统肿瘤	2
颅脑损伤、骨髓抑制、APACHE >10 分的 ICU 患者	3
C. 年龄评分	
年龄≥70 岁	1

　　注：BMI 为体重指数，APACHE 为急性生理学和慢性健康状况评价，ICU 为重症监护病房。

1.2　衰弱评估

1.2.1　概述

　　衰弱用以描述老年人的一种非健康也非残疾的状态。迄今，衰弱已被公认为老年人群特有的一种临床综合征，其核心是老年人的生理储备功能降低，较小的外界刺激即可引起临床负性事件的发生，如跌倒、谵妄等。这种状态增加老年人的依赖性、脆弱性及对死亡的易感性。老化相关的生理变化和（或）疾病、炎症、肌少症、多重用药、内分泌失调、营养不良、孤独及贫困都是导致衰弱发生的因素。衰弱与多种慢性病，如心血管病、糖尿病、恶性肿瘤、慢性肾脏病（Chronic kidney diseases，CKD）等关系密切，常同时发生，且相互影响。衰弱还会导致老年人对长期照护需求的增高并造成个人、家庭及社会医疗负担的加重。

1.2.2　衰弱对心血管病的影响

衰弱与心血管病有多种共同的病生理过程，如慢性低水平炎症、免疫激活、合成激素水平下降、凝血激活等，与许多心血管病较高的患病率和不良预后风险相关。衰弱是老年急性心肌梗死患者出现再梗死、再入院及大出血并发症的独立预测因子；是老年房颤患者心血管事件和全因死亡的独立预测因素；衰弱与心衰患者的短期死亡率、再入院率及致残等不良结局独立相关；衰弱会削弱老年高血压患者降压治疗的获益，甚至增加全因死亡率。

对患有心血管病的老年患者特别是高龄患者进行疾病治疗时，应重视衰弱对临床结局的影响。对衰弱高风险人群进行有效识别，采取个性化治疗，是最大限度地减少失能、维护生活质量的前提。

1.2.3　衰弱的评估

对衰弱的识别和管理应当成为老年综合评估（Comprehensive geriatric assessment，CGA）的一部分。对衰弱的筛查可以用于识别哪些人群需要进行完整的 CGA，以避免对大规模人群开展评估造成不必要的人力物力资源消耗。对于老年患者，衰弱评估被广泛应用于治疗决策。使用合理的衰弱筛查和评估工具对衰弱目标人群进行识别是非常重要的。

1.2.3.1　评估对象

对所有 70 岁及以上人群，或最近 1 年内非刻意节食情况下出现体重下降（≥5%）的人群，进行衰弱的筛查和评估。

1.2.3.2 评估工具

衰弱的诊断和评估国际上尚无统一的"金标准",已经存在的衰弱评估工具有很多种,各有优缺点。Fried 衰弱表型、Rockwood 衰弱指数(Frailty index,FI)和衰弱(FRAIL)量表是被多部指南及共识认定为较为有效的评估工具。工具的选择需符合临床目标,应当具备较好的衰弱识别能力并能够预测临床结局,同时应简便易用。

Fried 衰弱表型:该表型适合于医院和养老机构,也常应用于临床研究。Fried 衰弱表型能够捕获出对内稳态至关重要的能量和自适应系统的失调,所以非常适合在临床环境中识别衰弱,特别是对跌倒、失能、住院、手术风险和死亡进行评测(表 3)。

表 3　Fried 衰弱表型

序号	检测项目	男性	女性
1	体重下降	过去 1 年中,意外出现体重下降 >10 磅(约 4.5 kg)或 >5% 体重	
2	行走时间 (行走 4.57 m)	身高 173 cm:≥7 s 身高 >173 cm:≥6 s	身高 ≤159 cm:≥7 s 身高 >159 cm:≥6 s
3	握力 (kg)	$BMI \leqslant 24.0 \ kg/m^2$:≤29 $BMI \ 24.1 \sim 26.0 \ kg/m^2$:≤30 $BMI \ 26.1 \sim 28.0 \ kg/m^2$:≤30 $BMI > 28.0 \ kg/m^2$:≤32	$BMI \leqslant 23.0 \ kg/m^2$:≤17 $BMI \ 23.1 \sim 26.0 \ kg/m^2$:≤17.3 $BMI \ 26.1 \sim 29.0 \ kg/m^2$:≤18 $BMI > 29.0 \ kg/m^2$:≤21
4	体力活动 (MLTA)	<383 kcal/周(约散步 2.5 h)	<270 kcal/周(约散步 2 h)
5	疲乏	CES-D 的任一问题得分 2～3 分 您过去的 1 周内以下现象发生了几天? (1)我感觉我做每一件事都需要经过努力; (2)我不能向前行走。 0 分:<1 d;1 分:1～2 d;2 分:3～4 d;3 分 >4 d	

注:BMI 为体重指数,MLTA 为明达休闲活动问卷,CES-D 为流行病学调查用抑郁自评量表,散步 60 min 约消耗 150 kcal 能量。

具备表中 5 条中 3 条及以上被诊断为衰弱综合征,不足 3 条为衰弱前期,0 条为无衰弱健康老年人。

FI：FI 的评估是基于老年人的累积健康缺陷变量，指的是个体在某个时间点潜在的不健康指标占所有指标的比例，变量内容涉及躯体功能、认知能力、共病、心理和社会状态等多个健康维度。可以较好地预测残疾发生、入住养老院、功能下降、手术和死亡风险，但不能用于鉴别衰弱与失能、共病。

FRAIL 量表：FRAIL 量表是基于 Fried 衰弱表型和 FI 开发出来的 1 套包含 5 个条目（疲乏、阻力增加/耐力减退、自由活动下降、疾病情况、体重下降）的问卷量表（表 4）。FRAIL 量表评估方法较为简单，适用于临床老年人群的衰弱筛查。

表 4   FRAIL 量表

序号	条目	询问方式
1	疲乏	过去 4 周内大部分时间或者所有时间感到疲乏
2	阻力增加/耐力减退	在不用任何辅助工具以及不用他人帮助的情况下，中途不休息爬 1 层楼梯有困难
3	自由活动下降	在不用任何辅助工具以及不用他人帮助的情况下，走完 1 个街区（100 m）较困难
4	疾病情况	医师曾经告诉你存在 5 种以上下列疾病：高血压、糖尿病、急性心脏疾病发作、脑卒中、恶性肿瘤（微小皮肤癌除外）、充血性心力衰竭、哮喘、关节炎、慢性肺病、肾脏疾病、心绞痛等
5	体重下降	1 年或更短时间内出现体重下降≥5%

注：评估标准为具备≥3 条诊断衰弱综合征，1~2 条诊断衰弱前期，0 条诊断无衰弱。

1.3   认知障碍评估

1.3.1   概述

认知障碍（Cognitive impairment）指各种原因导致的认知功能损害，按照程度从轻度认知功能损害到痴呆不等。

1.3.2　老年人认知障碍的评估

老年认知障碍是由于各种原因引起的老年人脑结构和（或）功能的异常，导致一项或多项认知功能受损的综合征。老年人合并多种共病、衰弱的风险增高，是导致认知障碍发生风险增高的因素。

1.3.2.1　评估对象

老年心血管病患者，尤其是高龄、有记忆障碍主诉者，应积极筛查认知功能。在病史和体检过程中关注认知相关主诉，及时识别认知障碍高危人群。

1.3.2.2　评估工具

目前，尚不推荐任何一个评估测验作为通用的工具，而应根据患者人群、个体或家庭的实际需求以及相应的医疗资源做个体化的选择。推荐以下常用量表，便于在临床实际工作中选用。

（1）筛查量表

用于认知功能的筛查，具有耗时少、简便易行的特点，主要包括记忆障碍自评量表（Alzheimer's disease-8，AD8）、简易认知评估量表、简易精神状况检查（Mini-mental state examination，MMSE）、蒙特利尔认知评估（Montreal cognitive assessment，MoCA）。

AD8 是识别早期痴呆的一项简单敏感的筛查工具，常发给知情者自评。以 ≥2 分为认知损害的界限分值。

简易认知评估量表是极简短的认知筛查工具，满分 5 分，≤3 分认为有认知功能受损。

MMSE 是国内外应用最广的认知筛查量表。总分 30 分，识别痴呆的划界分为文盲组≤17 分、小学组≤20 分、中学或以上组≤24分。该表标准化，简单易行，便于大型筛查，对记忆和语言（左侧半球卒中）敏感，对痴呆诊断的敏感度和特异度较高。

MoCA对识别轻度认知障碍（Mild cognitive impairment, MCI）及痴呆的敏感度和特异度较高，耗时约15分钟，总分30分，在不同地区、不同版本的MoCA的划界分有差异，大多在22~26分。该表缺点是文盲与低教育老年人的适用性较差。

（2）各认知领域评价量表

①记忆：Rey听觉词语学习测验、California词语学习测验及韦氏记忆量表逻辑记忆分测验等。②注意力/执行功能：语义分类流畅性测验、数字符号测验、数字广度测验、连线测验及Stroop色词测验等。③视空间结构功能：韦氏智力量表积木测验、画钟测验、临摹交叉五边形或立方体及Rey复杂图形测验等。④语言：词语流畅性测验、Boston命名测验及汉语失语成套测验等。

（3）日常生活能力评估：详见本书1.5日常生活能力评估。

（4）病因评估：存在认知障碍的患者应完善病因筛查的检测。包括：①血液化验，如血常规、红细胞沉降率、血糖、肝功能、肾功能、电解质、甲状腺素水平、叶酸、维生素B_{12}、梅毒血清学等检测，以确定有无可治疗的疾病；②脑结构影像学检查：头部核磁平扫或CT平扫（推荐核磁共振检查），以确定脑萎缩的程度和部位、脑白质损害、有无脑积水、有无脑梗死或脑出血及其部位、数目、大小等，对于确定认知障碍的原因有重要意义；③功能影像学：包括FDG-PET、Aβ-PET、Tau-PET等检查明确疾病的诊断。

老年心血管病患者认知障碍诊治流程见图1。

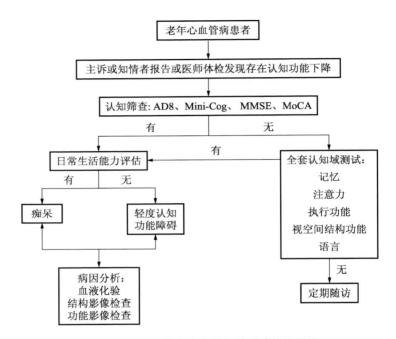

图1 老年心血管病患者认知障碍诊治流程图

注：AD8 为记忆障碍自评量表，Mini-Cog 为简易认知评估量表，MMSE 为简易精神状态检查表，MoCA 为蒙特利尔认知评估量表。

1.4 焦虑抑郁评估

1.4.1 概述

焦虑（Anxiety）及抑郁（Depression）均是老年人群中较常见的心理问题。焦虑是紧张不安的情绪体验，伴随自主神经功能失调及运动性不安为主的症状综合征。抑郁则表现为情绪低落、思维迟缓、兴趣减退、快感缺失等，常伴有躯体化障碍。

1.4.2 焦虑抑郁对心血管病的影响

临床上心血管病合并心理障碍非常常见，抑郁、焦虑、躯体化症状、惊恐发作是心血管病患者常见的心理障碍。心血管病患者伴有焦虑、抑郁等不良情绪，可对疾病造成一定影响，不利于患者治疗及预后，因此临床工作中需要重视对患者精神心理问题的识别和积极干预。

1.4.3 焦虑抑郁的评估

1.4.3.1 评估对象

推荐对老年心血管病患者常规采用"90秒4问题询问法"进行焦虑抑郁筛查。初筛阳性或出现过分担心、害怕、烦躁、坐立不安、失眠、颤抖、身体发紧僵硬等焦虑的情感行为症状或出现情绪低落、兴趣和愉悦感丧失、精力不足/疲劳感，以及自伤、自杀观念/行为等抑郁症状的患者，需要进一步临床评估。

1.4.3.2 评估工具

（1）抑郁的筛查与评估

推荐使用患者健康问卷抑郁量表（Patient health questionnaire，PHQ-2）[即患者健康问卷抑郁量表（Patient health questionnare，PHQ-9）的前两项]或抑郁的"90秒4问题询问法"快速初步筛查抑郁。若PHQ-2量表2项均为阳性或"90秒4问题询问法"4项均为阳性，则需进行进一步临床评估。PHQ-9量表用于抑郁症状的严重程度评估。

另外也可选用量表条目更为详细的Zung抑郁自评量表（Self-rating depression scale，SDS）、贝克抑郁自评量表（Beck depression inventory，BDI）、医院焦虑抑郁量表（Hospital anxiety and depression scale，HADS）等自评问卷。

有测评人员及条件的可选用17项汉密尔顿抑郁评定量表

（17-item Hamilton depression rating scale，HAMD-17）等他评量表。对量表评估为中度以上抑郁的，建议进一步诊断，明确是否符合抑郁障碍诊断标准（图2）。

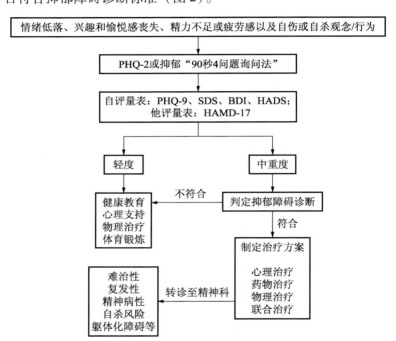

图2　老年心血管病患者抑郁诊治流程图

注：PHQ-2 为 PHQ-9 前两项，PHQ-9 为患者健康问卷抑郁量表，SDS 为 Zung 抑郁自评量表，BDI 为贝克抑郁自评量表，HADS 为医院焦虑抑郁量表，HAMD-17 为17 项汉密尔顿抑郁评定量表。

（2）焦虑的筛查与评估

推荐使用简便易操作的"90 秒 4 问题询问法"快速初步筛查焦虑，若 4 个问题 2 项或以上阳性，则需进一步临床评估。

广泛性焦虑筛查量表（Generalized anxiety disorder-7，GAD-7）适合广泛性焦虑快速评估，焦虑自评量表（Self rating anxiety scale，SAS）、状态－特质焦虑问卷（State trait anxiety inventory，STAI）、HADS 等自评问卷适合各种类型焦虑快速评估。

有测评人员及条件的医院可选用汉密尔顿焦虑量表（Hamilton anxiety scale，HAMA）等他评量表。如量表评估程度为中度以上，建议进一步诊断，明确是否符合焦虑障碍及判断相应的焦虑障碍类型（图3）。

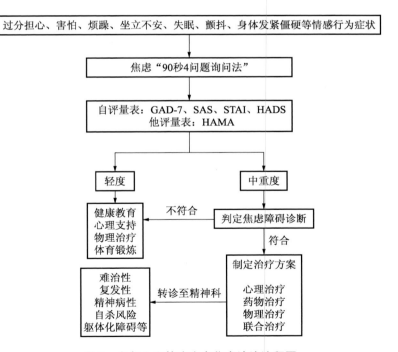

图3 老年心血管病患者焦虑诊治流程图

注：GAD-7 为广泛性焦虑筛查量表，SAS 为焦虑自评量表，STAI 为状态－特质焦虑问卷，HADS 为医院焦虑抑郁量表，HAMA 为汉密尔顿焦虑量表。

1.5 日常生活能力评估

1.5.1 概述

日常生活活动能力（Activities of daily living，ADL）是指一个人为了满足日常生活的需要每天所进行的必要活动。反映了人们在家庭（或医疗机构内）和在社区中最基本的能力。日常生活活动能力评定（以下简称ADL）又包括了基本日常生活能力评定（Basic ADL，BADL）及工具性日常生活能力评定（Instrumental ADL，IADL）。

1.5.2 日常生活活动能力对高血压病的影响

诸多研究结果表明，高血压可增加老年人ADL受损风险。不同水平的收缩压、舒张压对于ADL受损的影响不同。白天的血压状况与ADL的关系更大。而降压治疗可降低ADL受损风险。患慢性病数量是影响ADL和IADL损失率的因素，高血压合并多种慢性病将明显增加老年人ADL受损的风险。因此，提高高血压的知晓率、治疗率和控制率对延缓老年人的ADL受损有重要意义。

1.5.3 日常生活活动能力的评估

基础性或躯体性日常生活活动：基础性或躯体性ADL（Basic or physical ADL，BADL or PADL）是指人们为了维持基本的生存、生活需要而每天必须反复进行的基本活动，包括进食、更衣、个人卫生等自理活动，以及转移、行走、上下楼梯等身体活动。

工具性日常生活活动：IADL是指人们为了维持独立的社会生活所需的较高级的活动，包括购物、炊事、洗衣、交通工具的使用、处理个人事务、休闲活动等，大多需借助工具进行。

IADL 是在 BADL（PADL）的基础上发展起来的体现人的社会属性的一系列活动，它的实现是以 BADL（PADL）为基础的。

BADL 评定反映较粗大的运动功能，适用于较重的残疾，常用于住院患者；IADL 评定反映较精细的功能，适用于较轻的残疾，常用于社区残疾患者及老年人。

1.5.4　主要评定内容

（1）自理方面

进食：包括摄食动作（使用筷子、汤勺、刀叉等餐具摄取食物，用杯子和吸管喝水，用碗喝汤）及咀嚼和吞咽能力。

穿衣：包括穿脱上身衣物和（或）下身衣物、解系纽扣、拉拉链、解系鞋带、穿脱矫形器、假肢等。

个人卫生：包括刷牙、洗脸、洗澡、洗头、梳头、化妆、剃须、剪指甲等。

如厕：包括进出厕所、穿脱衣裤、大小便的控制、便后清洁、厕所冲洗等。

（2）运动方面

床上运动：包括床上的体位转展、位置移动、坐起、躺下等。

转移：包括床与轮椅之间，轮椅与座椅之间，轮椅与浴盆、淋浴室、坐厕之间的转移等。

行走：包括室内行走、室外行走、上下楼梯、使用辅助器械行走。

交通工具的使用：使用自行车、摩托车，上下公共汽车，驾驶汽车等。

（3）家务方面

包括购物、炊事、洗衣、打扫卫生、使用家具及家用电器、安排家庭财务等。

（4）交流与认知方面

包括理解、表达、阅读、书写、听广播、看电视、打电话、使用电脑、记忆、解决问题、社会交往等。

1.5.5 评定目的

（1）确定患者日常生活能否独立及独立的程度，分析不能独立的原因。

（2）根据评定结果拟定合适的治疗目标，制定适合患者实际情况的有针对性 ADL 训练计划。

（3）在训练过程中进行动态评估，不断调整与修订训练方案。

（4）评价治疗效果，对预后作出初步判断。

（5）根据评定结果安排患者返家或就业。

（6）对不同治疗方案进行治疗效果的比较。

1.5.6 评定途径

（1）直接观察

检查者通过直接观察患者 ADL 各项活动的实际完成情况来进行评定。

评定地点可以在患者实际生活环境中，也可以在 ADL 评定训练室内，ADL 评定训练室的设计应尽量接近患者实际生活环境，设置有卧室、浴室、厕所、厨房及家具、家用电器、餐具、炊具等。

ADL 评定训练室内除了可进行 ADL 评定外，还可以在其中对患者进行 ADL 训练。

直接观察法能使评定者详细观察患者的每一项日常生活活动的完成细节，得到的结果较为可靠、准确，并且有利于评定者针对患者的活动缺陷所在进行康复训练。

评定应注意选择在合适的时间进行，例如，在患者早上起床时观察其穿衣、洗漱、修饰等活动，在进餐时间观察其进食能力等。

这种方法所需评定时间较长，对于体弱的被检查者，为避免疲劳可分次进行检查。

（2）间接评定

通过询问的方式来收集资料和进行评定，有口头询问和问卷询问两种。除了面对面的形式外，也可以采取电话、书信等形式。

尽量让患者本人接受调查，若患者不能回答问题（如体力虚弱、认知障碍等）可请患者家属或护理人员回答。

有利于评定一些不便直接观察的较私密的活动（如穿脱内衣、大小便、洗澡等）。

可以在较短时间内得到评定结果，评定较为简便。

其准确性不如直接观察法，可与直接观察法结合使用。

1.5.7　评定方法

BADL 评定量表包括 Barthel 指数（表 5）、Katz ADL 量表、PULSES、修订的 Kenny 自理评定等。其中常用的为 Barthel 指数和 Katz ADL 量表。IADL 常用量表包括 Lawton-Brody IADL 量表（表 6）、功能活动问卷（The functional activities questionary，FAQ）、快速残疾评定量表（Rapid disability rating scale，RDRS）。单纯评定 BADL 首选 Barthel 指数，评定 IADL 首选 Lawton-Brody IADL 量表。

（1）Barthel 指数

是康复医疗机构应用最广、研究最多的 BADL 评估方法。

评定方法简单，可信度、灵敏度高，不仅可以用来评定患者治疗前后的功能状态，还可以用于预测治疗效果、住院时间和预后。

表5　Barthel 指数评定内容

ADL 项目	完全独立	需部分帮助	需极大帮助	完全依赖
进食	10	5	0	—
洗澡	5	0	—	—
修饰	5	0	—	—
穿衣	10	5	0	—
控制大便	10	5	0	—
控制小便	10	5	0	—
如厕	10	5	0	—
床椅转移	15	10	5	0
平地行走	15	10	5	0
上下楼梯	10	5	0	—

注：评定标准为总分100分。
　　结果分析：
　　100 分　　　无需依赖　　　无需他人照护
　　61~99 分　　轻度依赖　　　少部分需他人照护
　　41~60 分　　中度依赖　　　大部分需他人照护
　　≤40 分　　　重度依赖　　　全部需他人照护
　　ADL 为日常生活活动能力。

（2）Lawton-Brody IADL 量表
日常生活活动能力量表由躯体生活自理量表和工具性日常生活活动量表组成。

表6 Lawton-Brody IADL 量表

项目		得分
您购物的情况是怎样的	3 = 能独立完成所有购物需求 2 = 能独立完成小额购买（如日常生活用品） 1 = 每一次上街购物都需要有人陪伴 0 = 完全不上街购物	
您做家务的情况是怎样的	4 = 能独立做所有家务，或在做繁重家务的时候偶尔需要协助 3 = 能做日常的家务，如洗碗、整理床铺等 2 = 能做日常的家务，但不能达到可被接受的整洁程度 1 = 所有家务都需要协助 0 = 完全不能做家务	
您处理财务的情况是怎样的	2 = 能独立处理财务，如制定计划、支付租金、账单、去银行，接受并查询收入 1 = 能完成日常购买，但与银行往来或大宗买卖需要协助 0 = 不能处理财务	
您做饭的情况是怎样的	3 = 能独立筹划、烹煮并摆好一顿饭菜 2 = 如果准备好原材料，能做好一顿饭菜 1 = 能加热饭菜，或虽做好饭菜但不能保持饭菜的质和量 0 = 完全不能做	
您外出和使用交通工具的情况是怎样的	4 = 能独自搭乘公共交通工具，或自己开车、骑车 3 = 能独自搭乘计程车，但不能搭乘其他公共交通工具 2 = 能在别人的陪同下乘公共交通工具 1 = 在别人的陪同下只能乘计程车或汽车 0 = 不会搭乘交通	
您能使用电话吗	3 = 能独立使用电话，包括查电话簿、拨号等 2 = 仅能拨打熟悉的电话号码 1 = 仅能接听电话，不能拨打电话 0 = 完全不能使用电话	
您能自己洗衣服吗	2 = 能洗所有衣服 1 = 只能洗小件衣服，如袜子 0 = 完全依赖他人	

(续)

项目		得分
您能自己服药吗	3 = 能自己服药，即能在正确的时间，服用正确剂量的药物 2 = 需要提醒或少量协助 1 = 如果预先准备好需服用的药物，可自行服用 0 = 完全依赖	
总分		

注：IADL 为工具性日常生活能力评定。

施测时间建议：20～25 分钟。

结果评定：日常生活活动能力量表主要是用于评定被试者的日常生活能力，该量表包括两部分内容。一是躯体生活自理量表，共分六项：上厕所、进食、穿衣、梳洗、行走和洗澡；二是工具性日常生活能力量表，共八项：打电话、购物、备餐、做家务、洗衣、使用交通工具、服药和自理经济。

4 级评分：1 级，自己完全可以做；2 级，有些困难；3 级，需要帮助；4 级，根本没办法做。

结果分析：为总分、分量表分或单项分进行分析。评分越低，失能程度越大，如购物、交通、食物储备、家务、洗衣 5 项中有 3 项以上需要协助即为轻度失能。总分 < 14 分为完全正常，> 16 分有不同程度的功能下降。最高为 56 分。单项分 1 分为正常，2～4 分为功能下降，凡有 2 项或 2 项以上 ≥3 分，或总分 ≥22 分，为功能有明显障碍。

应用评价：该量表项目细致，简明易懂，比较具体，便于询问，评定采用记分法，易于记录和统计，非专业人士亦容易掌握和使用。

1.6　疼痛评估

1.6.1　概述

疼痛是组织损伤或潜在组织损伤所引起的不愉快感觉和情感体验。

1.6.2　疼痛分类

依病理学特征，分为伤害感受性疼痛、神经病理性疼痛或两类的混合型疼痛。

依持续时间和性质，分为急性疼痛（短期存在，少于2个月）；慢性疼痛（持续3个月及以上的疼痛）包括慢性癌痛和慢性非癌性疼痛。

1.6.3　评估方法

疼痛评估包括主观评估和客观评估。主观评估包括视觉模拟评分法（Visual analogue scale，VAS）、数字分级法（Numerical rating scale，NRS）、口述分级评分法（Verbal rating scale，VRS）、面部表情疼痛量表（即 Wong-Baker 脸）和长海痛尺评估法；客观评估包括功能活动评分法（Functional activity score，FAS）和行为疼痛量表。其中 NRS、面部表情疼痛量表和 VRS 是常用的三种方法。

（1）NRS（图4）

用0~10代表不同程度的疼痛：

0　　　无痛

1~3　　轻度疼痛　平卧时无疼痛，翻身咳嗽时有轻度疼痛，但可以忍受，睡眠不受影响。

4~6　　中度疼痛　静卧时痛，翻身咳嗽时加剧，不能忍受，睡眠受干扰，要求用镇痛药。

7～10　重度疼痛　静卧时疼痛剧烈，不能忍受，睡眠严重受干扰，需要用镇痛药。

应该询问患者疼痛的严重程度，做出标记，或者让患者自己圈出一个最能代表自身疼痛程度的数字。此方法目前在临床上较为通用。

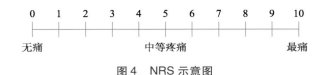

图4　NRS 示意图

注：NRS 为数字分级法。

（2）面部表情疼痛量表（图5）

面部表情疼痛量表较为客观且方便，是在模拟法的基础上发展而来，使用从快乐到悲伤及哭泣的 6 个不同表现的面容，简单易懂，适用面相对较广，即使不能完全用语言表达清楚的幼儿也可供临床参考。

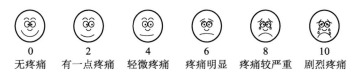

图5　面部表情疼痛量表示意图

（3）VRS

采用无痛、轻度疼痛、中度疼痛、重度疼痛、极度疼痛等词语来表达疼痛程度，该方法的词语易于理解，可随时口头表达，沟通方便，满足患者的心理需求，但不适于语言表达障碍患者，可分为四级。

0 级：无疼痛。

Ⅰ级（轻度）：有疼痛但可忍受，生活正常，睡眠无干扰。

Ⅱ级（中度）：疼痛明显，不能忍受，要求服用镇静药物，睡眠受干扰。

Ⅲ级（重度）：疼痛剧烈，不能忍受，需用镇痛药物，睡眠受严重干扰，可伴自主神经紊乱或被动体位。

1.6.4　疼痛评估的原则

（1）相信患者的主诉是评估疼痛的关键。

（2）收集全面、详细的疼痛病史。

（3）重视评估患者的精神心理状态。

（4）治疗过程中的动态评估及疗效观察。

（5）评估疼痛时应注重患者的年龄、性别、性格和文化背景。

2 主要心血管病的诊疗

2.1 冠心病

2.1.1 概述

冠心病（Coronary artery disease，CAD），也即冠状动脉粥样硬化性心脏病，据其临床特征可将其分类为急性冠脉综合征（Acute coronary syndrome，ACS）或慢性冠脉综合征（Chronic coronary syndrome，CCS）。

2.1.1.1 ACS

ACS 是指冠状动脉内不稳定的粥样硬化斑块破裂或糜烂激发新鲜血栓形成所导致的心脏急性缺血综合征，涵盖了 ST 段抬高型心肌梗死（ST Elevation myocardial infarction，STEMI）、非 ST 段抬高型心肌梗死（Non-ST Elevation myocardial infarction，NSTEMI）和不稳定型心绞痛（Unstable angina，UA），其中 NSTEMI 和 UA 统称为非 ST 段抬高型急性冠脉综合征（Non-ST—Segment elevation acute coronal syndrome，NSTE-ACS）。

2.1.1.2 CCS

CCS 是指除 ACS 之外的 CAD 不同发展阶段。临床最常见的 CCS 包括 6 种：①疑似 CAD 和有"稳定"心绞痛症状，无论有无呼吸困难的患者；②新出现的心力衰竭（以下简称心衰）或左室功能障碍，怀疑为 CAD 的患者；③无症状或症状稳定的发病 1 年以内的 ACS 患者或近期行血运重建的患者；④无论有无症状，最初诊断或血运重建后 1 年以上的患者；⑤心绞痛、疑似血管痉挛或微血管疾病的患者；⑥筛查时发现的无症状性 CAD 患者。

2.1.2 诊断

2.1.2.1 筛查、识别

老年 CAD 患者的患病率高、预后差，老年患者（年龄≥75 岁）因合并症（如高血压、糖尿病、CKD 等）高发而增加了 CAD 的发病风险和死亡率。20%～70% 老年急性心肌梗死患者合并心衰、心律失常、低血压或心源性休克。高龄老年心肌梗死患者的死亡率明显高于一般成人，80 岁以上急性心肌梗死患者的死亡率为 80 岁以下者的 2 倍。

老年 CAD 患者症状不典型，因此更容易漏诊或误诊。研究发现仅半数以下的高龄 ACS 患者有典型心绞痛症状，20%～30% 老年心肌梗死患者症状不典型。有些患者表现为牙疼、咽喉部不适、腹背部疼痛；另有一些患者仅为全身虚弱、冷汗、恶心、呕吐、晕厥、气急等。由于早期及时正确诊断和救治是有效降低住院病死率的关键。因此，临床医师对老年患者需特别注意鉴别诊断。

老年 CAD 患者治疗存在复杂性：老年 CAD 患者无论保守治疗还是侵入性治疗，都更容易出现并发症，如出血、肾功能衰竭和神经系统损伤，需特别注意。在选择侵入性治疗策略时，推荐尽可能使用桡动脉入路以减少局部并发症。对老年患者使用药物洗脱支架（Drug-eluting stents，DES）与缩短双联抗血小板治疗（Dual antiplatelet therapy，DAPT）疗程相结合，安全性和有效性都有获益。

2.1.2.2 诊断

CAD 的诊断流程分为 6 步（图 6）：①评估症状体征→疑诊不稳定性心绞痛→遵循 ACS 指南；②评估患者生活质量及合并疾病→若血运重建无效→药物治疗；③一般检查（生化、静息心电图等）→左心室射血分数（Left ventricular ejection fraction，

LVEF）< 50% → 相关检查及治疗；④评估验前概率（Pre-test probability，PTP）与 CAD 的临床可能性 → 其他原因所致胸痛→适当治疗及检查；⑤根据 CAD 的临床可能性选择相关的影像学或功能学检查；⑥评估不良事件风险，指导后续治疗。

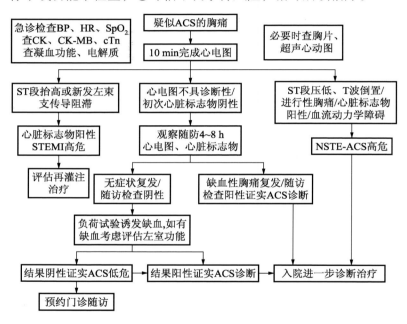

图 6　ACS 的诊断流程

注：BP 为血压，HR 为心率，SpO$_2$ 为血氧饱和度，CK 为肌酸激酶，CK-MB 为肌酸激酶同工酶，cTn 为心肌肌钙蛋白，ACS 为急性冠脉综合征，STEMI 为 ST 段抬高型心肌梗死，NSTE-ACS 为非 ST 段抬高型急性冠脉综合征。

2.1.2.3　评估相关的其他风险因素

尽管老年 ACS 患者属于极高危人群，但也须依据临床表现、心功能和循环状态、冠状动脉病变情况以及血清心肌损伤标志物和肾功能等测定，进行综合风险评估，用以指导治疗。对所有高龄 ACS 患者，均应计算 GRACE、TIMI 评分进行缺血风险评估，并用 CRUSADE 评估出血风险，以帮助临床医师选择有效的救治策略和评估预后，如合并其他疾病［心房颤动（以下简称房颤）］等，需计算其他风险评分评估。

2.1.3 治疗与管理

2.1.3.1 ACS 患者血运重建治疗

对于 ACS 患者的 PCI 治疗，理论上无年龄限制。同时，由于近年来冠状动脉介入器械的发展和操作技术的改进，高龄 ACS 患者 PCI 手术的成功率与年轻患者相似，经桡动脉路径可明显降低出血并发症。因此对所有 ACS 患者均应遵循指南进行冠状动脉血运重建（图 7）。

2.1.3.2 CCS 患者药物治疗

治疗目的为最大限度地增加患者的依从性，控制 CCS 相关症状，并预防心脏不良事件的发生。抗心绞痛药物的初始选择取决于患者个体的病情以及与合并症相关的预期耐受性。同时要注意药物之间的潜在相互作用（图 8）。

中成药在改善 CAD 症状方面也有一定疗效，首选有证据支持的药物。宽胸气雾剂能缓解心绞痛，增加患者运动耐量；愈心痛胶囊可改善心肺运动耐量，减少心绞痛发作；活心丸（水丸）用于气虚血瘀以及阳虚的 CAD、心绞痛患者；心可舒片具有活血化瘀、行气止痛的疗效，可以改善多种心血管病合并焦虑抑郁等不良情绪。

2.1.3.3 CCS 患者血运重建治疗

在 CCS 患者中，最佳的药物治疗是减轻症状、延缓动脉粥样硬化进展以及预防动脉血栓形成事件的关键。在药物治疗的

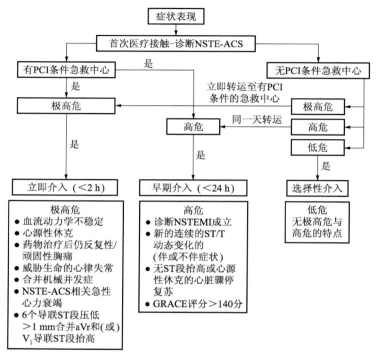

图7 ACS 患者血运重建治疗指征

注：NSTE-ACS 为非 ST 段抬高型急性冠脉综合征，NSTEMI 为非 ST 段抬高型心肌梗死，ACS 为急性冠脉综合征，PCI 为经皮冠脉介入术，GRACE 为全球急性冠脉综合征注册研究。

基础上，心肌血运重建在 CCS 的管理中起着核心作用，但始终是药物治疗的辅助手段而不是完全取代。血运重建的目标是缓解心绞痛患者的症状和（或）改善预后。血运重建的适应证主要是在接受了推荐的最佳药物治疗后仍持续出现症状，和（或）血运重建可改善预后的 CCS 患者。血运重建可改善临床预后，应优先采用（图9）。

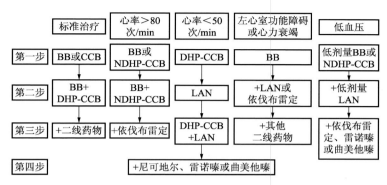

图 8　CCS 患者长期抗缺血药物治疗的分部策略

注：BB 为 β 受体阻滞剂，CCB 为钙通道阻滞剂，DHP-CCB 为二氢吡啶类钙通道阻滞剂，NDHP-CCB 为非二氢吡啶类钙通道阻滞剂，LAN 为长效硝酸酯类药物，CCS 为慢性冠脉综合征。

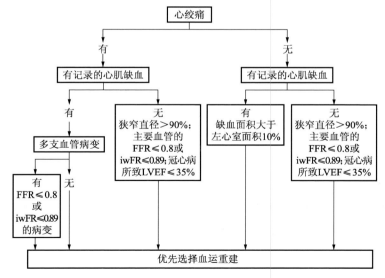

图 9　CCS 患者血运重建指征

注：CCS 为慢性冠脉综合征，FFR 为冠状动脉血流储备分数，iwFR 为瞬时无波形比率，LVEF 为左心室射血分数。

2.1.3.4　CAD 患者多重用药相关要点

老年患者多病共患、多重用药现象普遍存在。同时多存在与年龄相关的药代动力学、药效学改变，各器官、系统功能下降和心理问题，用药的不安全因素较多，更易引发药物不良反应和药源性疾病。合理用药是降低药物不良反应危害的重要前提。老年患者用药应遵循个体化、优先治疗、用药简单、适当减量和合理联合等原则。高龄 CAD 患者，常存在 5 种以上多重用药现象，应通过综合评估，合理化使用药物。原则如下。

（1）优先治疗：通过评估，结合预后及预期寿命，找出最可能危及生命的疾病优先治疗。在药物选择方面优先选择改善临床预后的药物，根据临床指南合理用药。

（2）优化药物：纠正药物过度使用或剂量不足导致的治疗效果不佳等情况，停用疗效不确切、临床获益证据不足的药物，慎用只能缓解症状、不能改善预后但潜在不良反应或者药物之间相互作用风险高的药物。

（3）平衡利弊：合理配伍，避免药物与疾病、药物与药物之间相互作用等。

（4）精准治疗：老年 CAD 患者常合并房颤、高血压、糖尿病、高脂血症等疾病，联合用药风险较高。对于药物相关潜在不良反应风险明显增高的患者，可以考虑在基因检测指导下选择药物，但不推荐常规应用。

（5）提高依从性：加强患者教育，简化治疗方案，提高治疗依从性。

2.1.4　护理方案

护理在老年 CAD 患者的治疗中起着非常重要的作用，包括临床护理与心理护理。在护理过程中应个体化制定方案，有效解决患者对疾病的担忧、减少负面情绪，增加对抗疾病的信心，提高生活质量。

（1）疾病知识宣传：通过发放疾病宣教资料、科普讲座等多种形式，帮助患者正确认识疾病，提高其治疗依从性。

（2）心理关怀：对待患者言语温和，引导患者不良情绪的表达及释放，动态评估心理状态，并根据结果调整护理方案。

（3）行为管理：根据患者的个人习惯，制订相应的行为管理计划和个性化饮食配比方案，指导患者改变不健康生活习惯（如吸烟、热量过剩、缺乏运动、超重或肥胖、酗酒、生活不规律等），并督促患者遵医嘱用药。

（4）康复方案：制定老年 CAD 患者运动康复计划的基本原则。包括安全性、科学性、有效性（终生性、趣味性、多样性）、个体化。其中，安全性是基石，科学性和有效性是核心，个体化是康复的关键。

2.2 慢性心衰

2.2.1 概述

在我国 2012—2015 年 65～74 岁及 75 岁以上人群慢性心衰患病率分别为 2.1%、3.2%。超过 75% 的老年心衰患者患有 3 种及以上疾病，较中青年人更易因心功能反复恶化或急性失代偿而加速心衰进程。

2.2.2 诊断

2.2.2.1 筛查、识别

老年人心衰症状、体征不典型、多病共存，识别新发心衰具有挑战性。在筛查与识别时需注意老年心衰的临床特点。

（1）症状隐匿：多数老年慢性心衰患者可无典型的呼吸困难，而表现为咳嗽、乏力、疲倦、全身不适、食欲减退、腹部不适、恶心、腹泻、注意力不集中、反应迟钝等。

（2）体征不典型：第三心音、肺部啰音、颈静脉怒张等体征在老年患者中特异性不强，老年人外周水肿多为下肢静脉瓣功能不全、使用钙通道阻滞剂（Calcium channel blocker，CCB）等药物或其他原因引起，需鉴别。

（3）多伴有老年综合征：衰弱、肌少症、营养不良、跌倒、认知障碍、谵妄、睡眠障碍、焦虑、抑郁、大小便失禁和多重用药，需综合判断。

2.2.2.2 诊断

诊断心衰必须在结构和（或）功能异常的基础上有利钠肽水平升高和（或）心源性肺淤血/体循环淤血的客观证据。

利钠肽（I，A）：BNP < 100 ng/L、NT-proBNP < 300 ng/L 时通常可排除急性心衰。BNP < 35 ng/L、NT-proBNP < 125 ng/L 时通常可排除慢性心衰。诊断急性心衰时，NT-proBNP 50 岁以上 > 900 ng/L，75 岁以上 > 1800 ng/L，肾功能不全［肾小球滤过率 < 60 mL/（min·1.73 m^2）］时应 > 1200 ng/L。

根据 LVEF，分为射血分数降低（< 40%）的心衰（Heart failure with reduced ejection fraction，HFrEF）、射血分数保留（≥50%）的心衰（Heart failure with preserved ejection fraction，HFpEF）和射血分数轻度降低（40% ~ 49%）的心衰（HFmrEF）。老年人以 HFpEF 多见（40% ~ 80%），常合并 CAD，临床上易误诊和漏诊。

建议在诊断老年心衰同时，应完成包括老年综合评估的内容，以更好地个体化管理老年心衰。

2.2.3 治疗与管理

2.2.3.1 慢性 HFrEF 的药物治疗

药物治疗是 HFrEF 治疗的基石。推荐在 HFrEF 患者中应用血管紧张素转换酶抑制剂（Angiotensin converting enzyme inhibitor，ACEI）或血管紧张素受体脑啡肽酶抑制剂（Angiotensin receptor neprilysin inhibitor，ARNI）联合 β 受体阻滞剂、醛固酮受体拮抗剂及 SGLT2 抑制剂（恩格列净、达格列净）的治疗策略，以降低心衰的住院率和死亡率。

在 HFrEF 患者中推荐或考虑使用的其他药物。血管紧张素受体拮抗剂（Angiotensin receptor blockage，ARB）：对 ACEI 或 ARNI 不耐受的 HFrEF 患者推荐使用 ARB，在任何试验中，ARB 都未降低全因死亡率。如地高辛，窦性心律的 HFrEF 患者可考虑地高辛，以降低住院的风险。老年患者有较高的洋地黄中毒风险，高龄或肾功能受损的患者剂量减半 0.125 mg 每日或隔日 1 次，同时严密监测不良反应，包括心律失常及胃肠道反应等，定期监测洋地黄血药浓度（0.5 ~ 0.9 μg/L）。最近报道可溶性鸟苷酸环化酶激动剂维立西呱（Vericiguat）对改善 HFrEF 患者心衰住院和心血管死亡复合终点有作用。还有利尿剂、If 通道抑制剂也是考虑使用药物。Sirtuins 激动剂辅酶 I 通过抑制线粒体蛋白超乙酰化可改善心衰指标及症状。

2.2.3.2　慢性 HFrEF 的非药物治疗

机械通气、应用超滤及肾脏替代疗法、体外反搏等可以考虑应用于有适应证的患者。慢性 HFrEF 患者的心脏植入型电子器械治疗主要包括：心脏再同步治疗用于纠正心衰患者的心脏失同步以改善心衰及植入式心律转复除颤器治疗用于心衰患者心脏性猝死的一级或二级预防。终末期考虑左心室辅助装置和（或）心脏移植。

运动康复：老年患者运动风险高于中青年人，进行运动康复前必须进行全面评估和运动风险分层，运动形式以有氧运动为主，强调肌力训练和平衡协调训练对改善老年患者肌少症和减少跌倒风险有重要作用。呼吸肌训练对老年慢性心衰患者同样重要。当患者因危险分层较高、极高龄、长期卧床、失能、虚弱、无主观运动意愿等而进行主动运动受限时，运动康复应以被动康复为主。

2.2.3.3 慢性 HFpEF 和 HFmrEF 患者的治疗

建议对 HFpEF 和 HFmrEF 患者进行心血管病和非心血管病合并症的筛查及评估，并给予相应的治疗，以改善症状及预后。HFmrEF 可包括 LVEF 由 <40% 改善，或 >50% 下降的患者。有充血的 HFmrEF 及 HFpEF 患者应使用利尿剂改善症状与体征。ARNI 也可用于治疗 HFpEF。

2.2.3.4 共病管理

老年心衰患者可伴有糖尿病、高血压等多重心血管病危险因素，尤其是共病的存在，对于心衰的治疗、预后具有重要影响。

（1）糖尿病

SGLT2 抑制剂可有效降低糖尿病合并心血管病患者的全因死亡率、心血管病死亡率及心衰再住院风险，尤其是对于 ≥65 岁人群获益更大。

（2）房颤

老年患者更应在治疗上积极寻找可纠正的诱因（电解质紊乱、高血压、感染、缺氧、甲状腺功能异常等），治疗原发病，依据 CHA_2S_2-VAS 评估脑栓塞风险，依据 HES-BLED 评估出血风险，个体化制定诊疗方案，包括抗凝、控制心室率、维持窦性心律等。

（3）贫血

铁缺乏为贫血最常见的原因。对于近期因心衰住院、LVEF <50% 且合并铁缺乏（血清铁蛋白 < 100 ng/mL 或血清铁蛋白 100～299 ng/mL 并转铁蛋白饱和度 <20%）的症状性心衰患者，

静脉补充羧基麦芽糖铁，以减少心衰再住院风险。

（4）衰弱

衰弱的慢性心衰患者死亡风险、心衰再住院率及生活质量受损发生率更高。心衰再住院及老年人活动受限又可加重衰弱。应及时评估和制定个体化治疗方案。

（5）营养不良

营养不良影响心衰患者的预后，所有患者均应在住院期间接受营养风险评估。对存在营养风险的患者建议营养干预。

（6）多重用药相关要点

多重用药会导致依从性降低，心衰恶化。因此，应加强对心衰症状、药物不良反应、肝肾功能、电解质等的监测。简化用药方案，应停止任何对症状没有立即效果的药物。

（7）认知障碍、焦虑抑郁、谵妄

80岁以上的心衰患者中约1/3合并认知障碍。胆碱酯酶抑制剂（多奈哌齐、卡巴拉汀和加兰他敏）、美金刚对脑小血管病所致的认知障碍患者有明确治疗效果。丁苯酞是中国自主研发的化学一类新药，能够改善皮质下非痴呆性血管性认知障碍患者的认知功能和整体功能。谵妄在老年心衰患者中更常见，其与老年患者死亡风险、住院周期相关。

2.2.3.5　随访管理

心衰住院患者出院后2~3个月，失代偿期稳定后过渡阶段病情不稳定，需进行药物调整和监测，首次随访应在出院后1~2周，此后2周1次，病情稳定后改为1~2个月1次。在随访中监测与评估诱因、症状、病史、体格检查、辅助检查及心功能分级、治疗药物、心理状态（建议使用心理评估量表）等。尤其应注意到慢性心衰急性加重的识别及治疗药物应用的合理性。

2.2.4 预防

包括：对心衰危险因素的干预；对无症状的左心室收缩功能障碍的干预；加强患者及家属健康教育并贯穿于心衰管理的全过程（包括与心衰相关的基础知识、药物知识、症状监控、饮食运动指导及改善生活方式等）。针对维持身体和情绪稳定，监测症状、体征发生和变化，管理出现症状和体征，做好居家管理，需加强患者自我监测与管理，特别是每日体重和尿量变化、合理限制钠盐摄入。提高药物依从性，减少不必要的非治疗性保健药物。接种流感疫苗及肺炎疫苗以预防心衰的住院。

2.3 房颤

2.3.1 概述

老年房颤患者中伴有器质性心脏病者及多系统疾病患者（特别是易合并不同程度的肝肾功能减退）的比例高，接受多重药物治疗者比例高，此外其治疗还经常涉及营养状态、衰弱和认知功能评价以及社会保障/依从性等社会经济层面的特殊问题；同时针对老年人群（尤其是高龄老年人，即≥75 岁者）治疗相关的 RCT 研究证据则十分缺乏。因此临床诊治过程中往往需要依据不同患者的特殊性采取个体化的策略。

2.3.2 诊断

房颤的特征是 12 导心电图特征没有一致的 P 波，且在最能证明心房激动（V_1、II、III、aVF）的导联中出现快速、低振幅振荡或纤颤波。分为阵发性房颤、持续性房颤、长程持续性房颤和永久性房颤 4 类。

老年人合并房颤的主要并发症包括缺血性脑卒中、无症状性脑缺血、短暂性脑缺血发作和全身系统性栓塞。

2.3.3 治疗与管理

2.3.3.1 一般治疗原则

老年房颤患者的管理应采用综合、系统、多学科的方法，聚焦于血栓栓塞的风险评估和适当及时的抗凝治疗、节律与室率的控制。

2.3.3.2 血栓栓塞风险的评估及抗凝治疗

目前临床推荐应用 CHA_2DS_2-VASc 评分评估非瓣膜性房颤患者的脑卒中风险（表7），对于 CHA_2DS_2-VASc 评分 ≥2 分（男性）或≥3 分（女性）且无抗凝禁忌证的患者，推荐使用华法林或非维生素 K 拮抗剂口服抗凝药（Non-vitamin K antagonist oral anticoagulants，NOACs）进行全身抗凝。在出血风险相似的情况下，老年房颤患者使用口服抗凝药（Oral anticoagulants，OACs）在预防血栓栓塞事件方面较阿司匹林疗效更好。

表7　CHA_2DS_2-VASc 血栓风险评分表

危险因素	评分（分）
充血性心衰/左心功能不全	1
高血压	1
年龄≥75 岁	2
糖尿病	1
中风/TIA/血栓栓塞史	2
血管病变（既往心肌梗死、外周动脉疾病或主动脉斑块）	1
年龄65～74 岁	1
女性	1

注：TIA 为短暂性脑缺血发作。

维生素 K 拮抗剂（Vitamin K antagonist，VKA）（如华法

林），其优势是适应证人群宽，价格低廉。但因其治疗窗窄且易合并多种药物相互作用，因此在应用于老年患者时要更为慎重。

除瓣膜性房颤患者（合并人工机械瓣膜置换术后或中到重度二尖瓣狭窄的房颤患者），多数房颤患者均推荐应用 NOACs 进行抗凝治疗。NOACs（包括达比加群酯、利伐沙班、阿哌沙班和艾多沙班等）整体与华法林预防脑卒中的疗效相当，治疗依从性和安全性更佳；而在中老年人群中阿哌沙班或艾多沙班可能具有额外的临床净效益。此外，与达比加群酯和利伐沙班不同，年龄可作为阿哌沙班和艾多沙班的减量标准之一。但是对于合并慢性肾功能不全的患者，应根据肾功能情况使用 NOACs（图 10）。

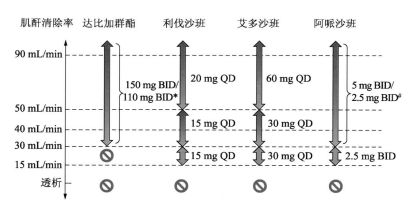

图 10　依据肾功能划分的 NOACs 推荐剂量图

注：绿色箭头代表推荐使用；橙色箭头代表谨慎使用。

QD 为一天一次，BID 为一天两次，NOACs 为非维生素 K 拮抗剂口服抗凝药。*110 mg BID 用于出血高危患者。#满足以下三项中的两项可应用 2.5 mg BID：年龄≥80 岁，体重≤60 kg，肌酐≥1.5 mg/dL（133 mmol/L）。

2.3.3.3 节律与室率控制

尽管对于室率与节律控制策略之间孰优孰劣的争议始终存在，但多项研究均显示无论哪一种策略都能够给患者带来临床获益，临床上针对不同患者采取的治疗策略应该是一种综合患者相关的临床和社会经济等诸多要素的个体化方案。

通过应用延缓房室结传导的药物，如非二氢吡啶类 CCB（维拉帕米、地尔硫䓬等）、β 受体阻滞剂和地高辛，可以实现对房颤患者室率的控制。通过使用特定的抗心律失常药物可尝试进行长期窦性心律的维持。常用的药物包括普罗帕酮、索他洛尔、胺碘酮和决奈达隆等。

老年患者在应用抗心律失常药物时出现不良反应的风险更大，且此类药物往往有致心律失常的不良反应。此外，老年患者罹患持续性房颤和长程持续性房颤的比率较高，左房明显增大、重构显著，因此无论是药物复律、电复律还是导管消融治疗，能恢复并长期维持窦性心律的可能性通常也较低。

临床试验显示在改善生活质量方面，室率控制策略和节律控制策略没有显著区别，且节律控制策略已被证明与更高的住院率有关。因此，对于老年患者，心率控制往往是一种更为安全、易操作的方案。

2.3.3.4 房颤合并 CAD 的管理

对于房颤合并 CAD 的患者，在选择抗栓/抗凝治疗方案之前，应对患者进行危险分层和风险评分来识别缺血和出血高危患者。目前临床 ACS 患者常用 GRACE 缺血风险评分和 CRUSADE 出血风险评分；脑卒中和血栓栓塞的危险分层采用

CHA$_2$DS$_2$-VASc 评分；出血风险的评估采用 HAS-BLED 评分
（表 8）。

表 8　HAS-BLED 出血风险评分系统

字母	临床特点	评分（分）
H	高血压（收缩压 > 160 mmHg）	1
A	肝、肾功能异常（各 1 分）	1 或 2
S	卒中史	1
B	出血史	1
L	INR 值波动	1
E	老年（如年龄 > 65 岁）	1
D	药物（抗血小板药物联用或非甾体抗炎药）或嗜酒（各 1 分）	1 或 2
		最高值为 9

注：积分 ≥ 3 分，提示出血高风险！须警惕，并定期复查；积分 0 ~ 2 分，出血低风险。

INR 为国际标准化比值。

对于 ACS 和（或）PCI 围手术期的具有抗凝指征的房颤患者，需在 DAPT 基础上加用 OACs 直至出院。对于高缺血/血栓栓塞和低出血风险的患者，出院后阿司匹林可继续使用至术后 1个月（表 9）。对于稳定性 CAD 合并具有抗凝指征的房颤患者，推荐应用脑卒中预防剂量的 OACs 单药治疗。对于具有高缺血风险、无高出血风险的患者可考虑在长期 OACs 基础上加用阿司匹林 75 ~ 100 mg/d（或氯吡格雷 75 mg/d）。

表9　ACS 和（或）PCI 围手术期具有抗凝指征的房颤患者抗栓策略

距离 PCI 时间	高缺血风险/低出血风险	低缺血风险/高出血风险
围手术期	三联治疗（OACs + DAPT）	三联治疗（OACs + DAPT）
1 个月	三联治疗（OACs + DAPT）	
3 个月		双联治疗（OACs + SAPT）
6 个月	双联治疗（OACs + SAPT）	
12 个月		
>12 个月	OACs 或 OACs + SAPT	OACs

注：OACs 为口服抗凝药，ACS 为急性冠脉综合征，PCI 为经皮冠脉介入术。如无禁忌证，首选 NOAC，而非 VKA。

SAPT 为单一抗血小板治疗。首选 $P2Y_{12}$ 受体拮抗剂，而非阿司匹林。$P2Y_{12}$ 受体拮抗剂首选氯吡格雷；高缺血和低出血风险患者可考虑替格瑞洛。

DAPT 为双联抗血小板治疗。

2.3.4　治疗中的一些特殊问题

衰弱是老年人的一种常见临床综合征，随之而来的是患者跌倒、意外残疾、住院、死亡等不良临床结果的风险升高。认知障碍也是影响老年人的常见疾病。房颤和认知障碍常常同时存在。对合并认知障碍的房颤患者进行抗凝治疗已显示出明显的益处。无论患者认知功能损害程度如何，抗凝治疗对于房颤患者都具有重要意义。老年人跌倒风险较高，但不应成为拒绝抗凝治疗的理由。如果患者存在药物抗凝治疗的绝对禁忌证，可考虑将左心耳封堵术作为一种替代疗法。

2.4　高血压

2.4.1　概述

老年人群高血压患病率高，而且单纯收缩期高血压常见，占老年人群的 60%～80%。

2.4.2 诊断

2.4.2.1 诊断标准

老年高血压的诊断并无特殊，遵循成人高血压的诊断标准，即非同日三次诊室血压≥140 mmHg 和（或）90 mmHg。

2.4.2.2 老年高血压的特点

（1）体位相关：从卧位转为直立 3 分钟内收缩压降低 20 mmHg 和（或）舒张压降低 10 mmHg，伴随头晕目眩等脑灌注不足的表现，称为体位性低血压。部分老年人平卧位血压增高，而坐位或站位血压显著降低，称为卧位高血压立位低血压，临床治疗中尤其要关注。因此，老年人初诊高血压或主诉坐位或立位头晕者，应测量立位血压。

（2）进餐相关：餐后 30 分钟到 2 小时出现血压明显降低伴随头晕、乏力表现，早餐后更常见，餐后如有上述表现应立即测量血压以助诊。

（3）季节相关：表现为 4～5 月份及 8～9 月份季节变化时血压增高，天气彻底转暖或冬季供暖后血压逐渐恢复，相应时间段应增加测量血压频率以便及时调整治疗。

（4）节律异常：表现为夜间血压较白天降低不足 10% 的非构型或夜间血压降低超过 20% 的超构型，清晨高血压也较常见，应进行动态血压监测以了解全天血压波动特点。

（5）假性高血压：高龄老年人由于严重的肱动脉硬化阻碍了袖带对动脉的压缩，导致测量血压偏高的现象。如果持续高血压多年，但靶器官损害轻，或对降压药物反应差，但用药后出现头晕、乏力等不适，要考虑假性高血压的可能。

2.4.3 疾病评估

老年高血压患者的评估包括血压特点及病因的评估、心血管风险评估以及衰弱程度评估。

2.4.3.1　血压特点及病因的评估

通过动态血压监测及"家测血压"分析患者的血压特点，包括血压增高的程度、昼夜血压节律及是否合并血压晨峰。根据发病时间、严重程度、对降压药物的反应以及其他特殊症状体征判断是否有继发性高血压的可能，血压突然难以控制时尤其注意是否合并肾动脉粥样硬化狭窄。

2.4.3.2　衰弱程度评估

高龄老年人在降压药物治疗前应进行衰弱评估，具体方法参考本书1.2衰弱评估部分。

2.4.3.3　心血管风险评估

具体内容与成人高血压患者相同，必须进行评估的指标如表10，以对患者进行最基本的危险度评估及发现可疑继发性高血压。

表10　老年高血压患者心血管风险评估基本指标

序号	指标	评估目的
1	体格检查	腰围、BMI、四肢血压、心脏查体、颈部及腹部血管杂音
2	血常规	血红蛋白超标需要考虑阻塞性睡眠呼吸暂停低通气可能
3	尿常规	尿蛋白可疑阳性时要考虑存在微量白蛋白尿可能，转诊上级医院化验尿白蛋白/肌酐
4	血糖、血脂	综合危险度评估
5	血肌酐	计算 eGFR，评估早期肾功能损害
6	心电图	评估是否合并左室肥厚
7	颈动脉超声	评估大动脉粥样硬化情况
8	腹部超声	测定双肾大小，提示是否合并肾动脉狭窄

注：BMI 为体重指数，eGFR 为肾小球滤过率。

2.4.4 治疗建议

2.4.4.1 目标血压

65～79 岁的老年人，第一步将血压降至 < 150/90 mmHg，如能耐受，进一步降低至 < 140/90 mmHg。≥80 岁的老年人应降至 < 150/90 mmHg。如患者收缩压低于 130 mmHg，但耐受性良好，可继续治疗而不必回调血压水平。老年人，尤其高龄或衰弱老年人，降压目标值必须个体化，血压降低阈值应以患者可耐受，不出现心、脑、肾等脏器灌注不足为底线。

2.4.4.2 启动药物治疗的时机

65～79 岁的老年人，血压≥150/90 mmHg 时推荐开始药物治疗，≥140/90 mmHg 时可考虑药物治疗；≥80 岁高龄老年人收缩压≥160 mmHg 时开始药物治疗。单纯收缩期高血压：舒张压 < 60 mmHg 的患者如收缩压 < 150 mmHg，可不用药；如收缩压 150～179 mmHg，可使用小剂量降压药；如收缩压≥180 mmHg，应给予药物治疗。治疗中密切监测舒张压水平。

2.4.4.3 药物治疗注意事项

老年人降压以降低收缩压为主。药物选择要关注：①平稳、长效；②安全性好，药物相互作用少；③服用简便，依从性好。高钠摄入、高容量以及动脉僵硬度增加是老年高血压的主要机制。

CCB、ACEI、ARB、利尿剂及单片固定复方制剂，均可作为老年高血压降压治疗的初始用药或长期维持用药。CCB 和利尿剂是老年高血压的首选降压药物。氨氯地平、非洛地平都是有效的降压药物。门冬氨酸氨氯地平片是我国自主研发的 CCB 类降压药物，且有改善非酒精性脂肪性肝病的作用；对于高血压伴心率增快、房颤的患者可选用盐酸地尔硫䓬。尼群地平贴片可作为治疗轻、中度高血压，可以和其他抗高血压药物联合使用。β受体阻滞剂适用于伴快速性心律失常、心绞痛、慢性心衰的老年高血压患者。盐酸贝凡洛尔片选择性阻断 β₁ 受体、同时部分阻断 α₁ 受体作用，无内在拟交感活性，对血脂、尿酸影响轻。复方利血平氨苯蝶啶片（降压 O 号）用于各级高血压患者的初始或联合治疗，也适用于老年高血压患者及难治性高血压患者。中成药松龄血脉康胶囊对高血压有疗效。

老年高血压患者常见特殊情况降压药物使用的注意事项见表 11。

表 11　老年高血压患者常见特殊情况降压药物使用的注意事项

临床情况	注意事项
体位性低血压	禁用 α 受体阻滞剂、直接血管扩张剂以及利血平，慎用 RAAS 抑制剂和利尿剂。部分卧位高血压、立位低血压患者可以采用睡前服用中短效降压药物的方案
餐后低血压	早餐后最常见，除采用少吃多餐、避免高糖、过热食品等方法外，降压药物宜在餐后服用
清晨高血压	尽量选择半衰期长的降压药物，并通过动态血压监测了解夜间血压，从而选择采用睡前服用长效降压药物还是晨起服用短效降压药物以抑制晨峰血压
鼻饲患者	鼻饲需要将药物研磨后服用，故不可研磨的药物不适用于鼻饲患者。简言之，通过物理手段延长作用时间的缓释片或控释片不适合鼻饲患者，即使有划痕可以掰开服用或微粒缓释系统可以随意掰开服用的缓释制剂均不可

注：RAAS 为肾素 - 血管紧张素 - 醛固酮系统。

2.4.4.4　共病管理

（1）CAD

CAD 患者舒张压不宜降低到 60 mmHg 以下，狭窄的冠状动脉未开通时尤其要求舒张压不能过低。而单纯收缩期高血压在老年人非常常见，因此在选择降压药物时首选可以降低心肌耗氧量，改善冠脉灌注，而又以降低收缩压为主的 CCB。在舒张压本已低于 60 mmHg 的患者尤其应谨慎给药。

（2）慢性心衰

高血压合并的慢性心衰通常早期表现为 HFpEF，晚期或合并其他病因时可表现为 HFrEF。推荐在 HFrEF 患者中应用 ACEI 或 ARNI 联合 β 受体阻滞剂、醛固酮受体拮抗剂及 SGLT2 抑制剂（恩格列净、达格列净）的治疗策略，以降低心衰的住院率和死亡率。推荐 HFpEF 患者应用 SGLT2 抑制剂降低再住院率和心血管死亡率，LVEF 相对较低的 HFpEF 患者可以考虑使用 ARNI、ARB 或螺内酯。老年心衰特点为多病因共存，症状不典型，治疗尤其需要个体化。

（3）CKD

蛋白尿是 CKD 患者肾功能减退及心血管事件的危险因素，合并蛋白尿的 CKD 患者首选 ACEI 或 ARB 类药物，目标血压 < 130/80 mmHg，但老年患者要警惕合并肾动脉狭窄的可能，用药后 1 ~ 2 周复查血肌酐水平，如增高超过 30% 要减量甚至停用。同时要注意患者对于血压降低的耐受性，必要时放宽降压目标。

（4）脑血管病

急性脑血管病不宜积极降压。病情稳定的脑卒中患者要根据病因及患者年龄、全身状况等个体化确定。颅内大动脉粥样硬化性狭窄导致的缺血性脑卒中或短暂性脑缺血发作患者，即使颅内大动脉狭窄 70% ~ 99%，目标血压亦为 < 140/90 mmHg，但狭窄程度越重，发病前血压水平越高，高血压病程越长，降压速度越要慢。分水岭梗死应权衡降压速度与幅度对患者耐受性及血流动力学影响。双侧颈动脉狭窄均 > 70% 时，收缩压不宜低于 150 mmHg。

（5）外周动脉疾病（Peripheral arterial diseases，PAD）

PAD 在老年人群高发，70 岁以上患病率 15% ~ 20%，降压治疗首选 CCB 和 RAS 抑制剂。选择性 β₁ 受体阻滞剂一般不增加病变血管阻力，在有适应证时并非禁忌。利尿剂在老年人降压首选，但因为减少血容量，增加血液黏滞度，不推荐应用。

（6）呼吸系统疾病

慢性阻塞性肺疾病（Chronic obstructive pulmonary diseases，COPD）是老年人最常见的呼吸系统疾病，且与心血管病共患率高。COPD 患者降压药物应用无明确限制，β 受体阻滞剂并非禁忌，使用 ACEI 的患者咳嗽时要注意鉴别原因。但如患者合并明显气道高反应性，尤其是明确诊断支气管哮喘时，应使用非二氢吡啶类 CCB（如地尔硫䓬）代替 β₁ 受体阻滞剂。合并 CAD 时要慎用 β₂ 受体兴奋剂。

2.4.4.5　多重用药相关要点

老年人合并疾病多，合并用药多，本节主要介绍常用降压药物与其他药物联合应用时的注意事项（表 12）。

表 12　常用降压药物联合用药关注点

药物	多重用药关注点
CCB	非洛地平和硝苯地平合用大环内酯类抗生素或葡萄柚汁降压疗效增加，合用利福平、卡马西平降压疗效降低。与氨氯地平合用时辛伐他汀应≤20 mg/d
RAS 抑制剂	与非甾体抗感染药合用降压疗效降低；与保钾利尿剂合用导致血钾增高；两种 RAS 抑制剂不能合用，包括 ACEI 与 ARB，ACEI 或 ARB 与肾素抑制剂或血管紧张素 Ⅱ 脑啡肽酶抑制剂（沙库巴曲缬沙坦）
β 受体阻滞剂	脂溶性 β 受体阻滞剂（美托洛尔）与抗抑郁药联用可能导致严重心动过缓；与非二氢吡啶类 CCB 联用导致房室传导阻滞或严重心动过缓

注：CCB 为钙通道阻滞剂，RAS 为肾素－血管紧张素系统，ACEI 为血管紧张素转换酶抑制剂，ARB 为血管紧张素受体拮抗剂。

2.5 血脂异常

2.5.1 概述

血脂是血清中的胆固醇、甘油三酯（Triglyceride，TG）和类脂（如磷脂）等的总称，在血液中血脂以脂蛋白的形式存在，临床中常见的检测指标包括总胆固醇（Total cholesterol，TC）、TG、低密度脂蛋白胆固醇（Low density lipoprotein-chdesterol，LDL-C）和高密度脂蛋白胆固醇（High density lipoprotein-chdesterol，HDL-C），还有一些血脂指标，如脂蛋白（a）、载脂蛋白B、小而密低密度脂蛋白（Low density lipoprotein，LDL）等也可用于临床检测。

2.5.2 诊断

血脂异常通常指血清中TC和（或）TG水平升高，俗称高脂血症。实际上血脂异常也泛指包括低HDL-C血症在内的各种血脂异常。动脉粥样硬化性心血管病（Atherosclerotic cardiovascular disease，ASCVD）一级预防人群血脂异常的诊断标准见表13。

表13 中国ASCVD一级预防人群血脂合适水平和
异常分层标准（mmol/L）

分层	TC	LDL-C	HDL-C	TG
边缘升高	≥5.2且<6.2	≥3.4且<4.1		≥1.7且<2.3
升高	≥6.2	≥4.1		≥2.3
降低			<1.0	

注：ASCVD为动脉粥样硬化性心血管病，TG为甘油三酯，LDL-C为低密度脂蛋白胆固醇，HDL-C为高密度脂蛋白胆固醇，TC为总胆固醇。

2.5.3 疾病评估

在预防或治疗ASCVD的过程中，启动降脂治疗是非常重要的一个环节，如何确定降脂治疗的时机和降脂治疗的靶目标值，需要临床医师根据病患的血脂检测水平、心血管病危险分层进行综合评估（图11）。

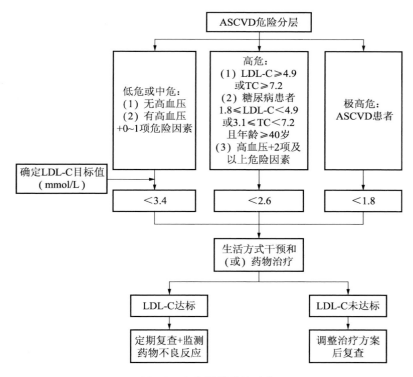

图 11　血脂异常诊治流程

注：ASCVD 为动脉粥样硬化性心血管病，包括急性冠脉综合征、稳定性冠心病、血运重建术后、缺血性心肌病、缺血性脑卒中、短暂性脑缺血发作、外周动脉粥样硬化病等；LDL-C 为低密度脂蛋白胆固醇，TC 为总胆固醇；危险因素有吸烟、年龄（男性 > 45 岁，女性 > 55 岁），HDL-C < 1.0 mmol/L。

2.5.4　治疗建议

2.5.4.1　降脂策略

降脂药物首选他汀类药物，建议起始应用中等强度他汀治疗，如果血脂不能达标，可联合其他调脂药物（如依折麦布）。启动时机及目标水平可参考图 11。荟萃分析显示在 >75 岁患者中，降脂治疗对减少心血管事件的效果与对年轻成人的一样，并能减少心血管死亡，但随着年龄的增大，心血管获益程度有所减低。年龄 >75 岁一级预防人群的降脂治疗缺乏临床获益的直接证据，各指南对于这部分人群的降脂目标值缺乏明确推荐，建议结合个体风险水平、共患疾病和既往服药情况进行综合决策。还应关注高脂血症的继发因素，如肝脏或肾脏疾病、甲状腺功能减退或使用抗精神病药物等。

2.5.4.2　他汀药物治疗

他汀类药物是血脂异常药物治疗的基石，中等强度的他汀作为血脂异常人群的常用药物，他汀不耐受或胆固醇水平不达标者或严重混合型高脂血症者，应考虑调脂药物的联合应用。

≥80 岁高龄老年人常患多种慢性疾病需服用多种药物，要注意药物间的相互作用和不良反应；高龄患者大多有不同程度的肝肾功能减退，调脂药物剂量的选择需要个体化，起始剂量不宜太大，应根据治疗效果调整调脂药物剂量并监测肝肾功能和肌酸激酶。虽然高龄老年人应用他汀的临床获益存在不确定性，但越来越多的证据支持他汀可能降低健康老年人心血管病风险。

有他汀治疗指征的老年人，在应用他汀之前均应全面评估患者状态（如甲状腺功能等），避免药物不良反应。ASCVD 患者中，老年人的他汀类药物使用与年轻人相同。一级预防时，≤75 岁老年人应根据风险级别使用他汀类药物，＞75 岁的高危或极高危老年人可以考虑使用他汀类药物。如果存在明显的肾损害和（或）药物相互作用，建议以低剂量开始使用他汀类药物，然后逐步滴定至 LDL-C 靶目标值。

2.5.4.3　联合降脂治疗

联合降脂治疗适用于他汀类单药不能达标或者他汀不耐受患者，常用的非他汀类降脂药包括依折麦布、海博麦布、PCSK9 抑制剂、贝特类或者烟酸等。需注意他汀和贝特类联合应用一般适用于混合型高脂血症，两种药物代谢途径相似，有潜在肝损伤的可能，并有发生肌炎和肌病的危险，应予以高度重视并严密监测不良反应。中成药血脂康、松龄血脉康胶囊、心可舒片、荷丹片/胶囊等也有调脂作用，可作为联合用药。应优先选择有证据的药物。

2.5.4.4　降脂治疗的观察和随访

首次服用调脂药物者，应在用药 6 周内复查血脂、转氨酶和肌酸激酶水平。如血脂能达到目标值，且无药物不良反应，逐步改为每 6 ~ 12 个月复查 1 次。如治疗 3 ~ 6 个月后血脂仍未达到目标值，则需调整药物剂量或种类，或联合应用不同作用机制的药物。应重视老年患者用药后的主诉，更为严密地监测药物不良反应。

2.6　糖尿病

2.6.1　概述

中国老年人群糖尿病患病率达 30.2%，患病总人数达 3550 万，约占全球老年糖尿病人口 1/4，且呈上升趋势。其中 90% 以上为

2 型糖尿病，其余为 1 型糖尿病和特殊类型糖尿病。

2.6.2 诊断

2.6.2.1 诊断标准

老年糖尿病诊断标准见表 14。

表 14 老年糖尿病诊断标准

诊断标准	静脉血浆葡萄糖或糖化血红蛋白水平
有典型糖尿病症状（烦渴多饮、多尿、多食、不明原因体重下降）加上	
随机血糖	≥11.1 mmol/L
或加上空腹血糖	≥7.0 mmol/L
或加上葡萄糖负荷后 2 h 血糖	≥11.1 mmol/L
或加上糖化血红蛋白	≥6.5%
无糖尿病典型症状者，需改日复查确认	

注：随机血糖指不考虑上次用餐时间，一天中任意时间的血糖，不能用来诊断空腹血糖受损或糖耐量异常；空腹状态指至少 8 h 没有进食热量；糖化血红蛋白需在符合标准化测定要求的实验室进行检测。

2.6.2.2 诊断相关的注意事项

老年人糖尿病患病率高，多缺乏典型症状，易漏诊；患者往往认知功能减退，自我管理能力差；发生低血糖风险高，感知低血糖能力差；营养不良风险高，容易伴有衰弱（如肌少症等）。老年 2 型糖尿病患者易伴发多种慢性疾病，如高血压、血脂异常、肾脏疾病等，其中 ASCVD 包括动脉粥样硬化所导致的 CAD、脑血管病和外周血管疾病，是 2 型糖尿病患者主要的致残和致死原因。

2.6.3　疾病评估

老年糖尿病患者健康状态个体间差异很大，需对患者进行综合健康状态评估，推荐将老年糖尿病患者的健康状态分为良好、中等、差 3 个等级（表 15）。

表 15　老年糖尿病患者健康状态综合评估

健康等级	老年糖尿病患者特点
良好	患者无共病或合并≤2 种除糖尿病外的慢性疾病（包括脑卒中、高血压、1~3 期肾脏病、骨关节炎等）和患者无 ADL 损伤，IADL 损伤数量≤1
中等	患者合并 23 种除糖尿病外的慢性疾病（包括脑卒中、高血压、1~3 期肾脏病、骨关节炎等）和（或）患者满足以下任意一项：①中度认知功能受损或早期痴呆；②IADL 损伤数量≥2
差	患者满足以下任意一项：①合并 21 种治疗受限的慢性疾病（包括转移性恶性肿瘤、需氧疗的肺部疾病、需透析的终末期肾病、晚期心衰）且预期寿命较短；②中、重度痴呆；③ADL 损伤数量≥2；④需长期护理

注：ADL 为日常生活活动能力，包括如厕、进食、穿衣、梳洗、行走；IADL 为工具性日常生活活动能力，包括打电话、购物、做饭、服药和财务管理。

同时系统评估 ASCVD 的危险因素，包括超重和肥胖、高血压、血脂异常、吸烟、早发 CAD 家族史、CKD 以及蛋白尿等，针对各项危险因素综合干预管理目标（表 16）。

表 16　老年糖尿病患者 ASCVD 危险因素管理目标

健康等级	血压目标	血脂目标	抗血小板治疗
良好	<140/90 mmHg（合并 ASCVD 者，可耐受时 <130/80 mmHg）	二级预防：LDL-C <1.8 mmol/L	二级预防：低剂量（75~150 mg/d）阿司匹林

（续）

健康等级	血压目标	血脂目标	抗血小板治疗
中等	<140/90 mmHg	二级预防：LDL-C <1.8 mmol/L	二级预防：低剂量（75 ~ 150 mg/d）阿司匹林
差	<150/90 mmHg	个体化	个体化

注：ASCVD 为动脉粥样硬化性心血管病，LDL-C 为低密度脂蛋白胆固醇。1 mmHg = 0.133 kPa。

2.6.4 治疗建议

2.6.4.1 目标血糖

根据不同等级制定个体化综合管理目标，以及根据综合评估结果和是否使用低血糖风险较高药物两项指标，制定血糖控制目标（表17）。因为单纯严格控制血糖对减少老年糖尿病患者并发症的获益有限，尤其对合并心血管病的老年糖尿病患者未见心血管获益，甚至可能增加死亡风险。因此，需权衡患者治疗获益和低血糖风险比，适当放宽血糖控制目标，但应以避免因血糖过高而出现明显的糖尿病症状、增加感染/高血糖危象发生为前提。

表17 老年糖尿病患者血糖控制目标

血糖监测指标	未使用低血糖风险较高药物			使用低血糖风险较高药物		
	良好	中等	差	良好	中等	差
HbA$_{1c}$（%）	<7.5	<8.0	<8.5	7.0~7.5	7.5~8.0	8.0~8.5
空腹或餐前血糖（mmol/L）	5.0~7.2	5.0~8.3	5.6~10.0	5.0~8.3	5.6~8.3	5.6~10.0
睡前血糖（mmol/L）	5.0~8.3	5.6~10.0	6.1~11.1	5.6~10.0	8.3~10.0	8.3~13.9

注：低血糖风险较高的药物，如胰岛素、磺脲类药物、格列奈类药物等。餐后血糖控制的目标暂无充分的临床证据或指南依据进行推荐，可根据 HbA$_{1c}$ 对应的餐后平均血糖水平确定餐后血糖控制目标。HbA$_{1c}$ 为糖化血红蛋白。

2.6.4.2   非胰岛素降糖药物治疗

生活方式干预后血糖仍不达标的患者应进行药物治疗。

（1）药物治疗原则

1）优先选择低血糖风险较低的药物，避免过度治疗。

2）优先选择对 ASCVD 获益的药物，避免选择可能对心功能及肝肾功能等有不利影响的药物。

3）优先选择使用简便、依从性高的药物，避免繁琐用药。

（2）降糖药物选择注意事项

1）低血糖

低血糖在老年糖尿病患者治疗中最常见，危害最大，尤其无症状低血糖。低血糖可导致心律不齐、无痛性心绞痛、心肌梗死、跌倒，甚至昏迷、死亡等，加重认知功能衰退甚至导致阿尔茨海默病。高龄、进餐不规律、用药错误、饮酒、肝肾功能不全、合并自主神经病变、多重用药等均为诱因。强化降糖尤其使用胰岛素或磺酰脲类及格列奈类促泌剂更易发生糖尿病。

2）心衰

噻唑烷二酮类及胰岛素可能导致水钠潴留而加重心衰，在合并心衰的老年糖尿病患者中应慎用。美国纽约心脏病协会心功能Ⅲ级及以上的老年糖尿病患者禁用噻唑烷二酮类降糖药物。二甲双胍、SGLT2 抑制剂对糖尿病合并心衰的老年患者安全有益，宜首选，除非有禁忌证或不耐受。

3）体重改变

GLP-1RA、SGLT2 抑制剂、二甲双胍、阿卡波糖等可能引起体重减轻，故超重和肥胖老年患者首选，而明显消瘦体弱的老年患者使用时需谨慎。

4）泌尿及生殖系统感染

不能及时饮水的患者使用 SGLT2 抑制剂时易引起泌尿及生

殖系统感染，故老年患者使用时需慎重。

5）肾功能不全

老年患者可能伴有不同程度的肾功能损害，肾病不同时期降糖药物选择有所不同。其中胰岛素、格列喹酮、利格列汀、瑞格列奈、GLP-1RA 等不受肾功能影响，可全程使用。

2.6.4.3　胰岛素治疗

老年 2 型糖尿病患者在生活方式和非胰岛素治疗的基础上，血糖控制仍未达标，或合并糖尿病急性并发症，如酮症酸中毒、高渗状态，或合并急性心肌梗死、脑卒中、感染等时，宜选择胰岛素治疗。目的在于避免过高血糖，减轻或避免危象，降低死亡率。

胰岛素治疗注意事项：

（1）起始胰岛素治疗首选长效或超长效胰岛素类似物，如德谷胰岛素、甘精胰岛素，并在早上注射，以减少夜间低血糖。根据空腹血糖调整胰岛素剂量。

（2）如果空腹血糖达标，但糖化血红蛋白（Glylosylated hemoglobin，HbA_{1c}）不达标时，应重点关注餐后血糖，必要时加用餐时胰岛素（类似物），或改为预混双胰岛素（类似物）每日注射 1~2 次。

（3）高龄、预期寿命短或健康状态差的老年糖尿病患者不建议多针胰岛素强化治疗。

（4）急性期过后，如果非胰岛素治疗能够使血糖控制达标，应逐步减停胰岛素。

（5）胰岛素治疗患者低血糖发生率高，胰岛素治疗期间应加强血糖监测。

2.6.4.4　临床路径

（1）老年 2 型糖尿病患者非胰岛素治疗路径见图 12。

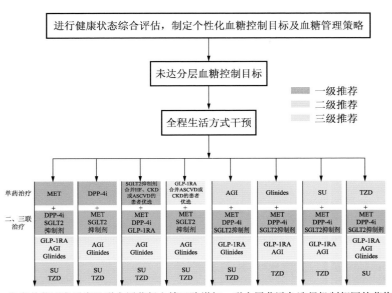

图 12 老年 2 型糖尿病患者非胰岛素治疗路径图

注：MET 为二甲双胍，DPP-4i 为二肽基肽酶Ⅳ抑制剂，SGLT2 抑制剂为钠-葡萄糖共转运蛋白 2 抑制剂，GLP-1RA 为胰高糖素样肽-1 受体激动剂，AGI 为 α-糖苷酶抑制剂，Glinides 为格列奈类，SU 为磺脲类，TZD 为噻唑烷二酮类，HF 为心衰，CKD 为慢性肾脏病，ASCVD 为动脉粥样硬化性心血管病。此路径图适用于健康状态良好和中等的老年患者。

（2）老年 2 型糖尿病患者胰岛素治疗路径图见图 13。

（3）老年 2 型糖尿病患者短期胰岛素治疗路径图见图 14。

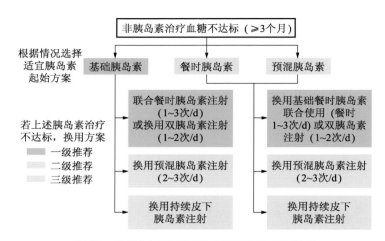

图 13　老年 2 型糖尿病患者胰岛素治疗路径图

注：上述胰岛素包括胰岛素和胰岛素类似物，优选类似物。选用预混胰岛素注射 3 次/d 时需选用胰岛素类似物。预混人胰岛素、双胰岛素不能 3 次/d 注射。此路径图适用于健康状态良好和中等的老年患者。

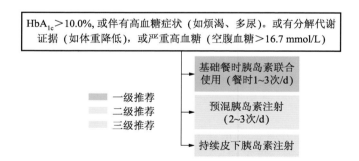

图 14　老年 2 型糖尿病患者短期胰岛素治疗路径图

注：此路径图参考 2021 年美国糖尿病学会发布的糖尿病医学诊疗标准临床指南；HbA_{1c} 为糖化血红蛋白；上述胰岛素包括胰岛素和胰岛素类似物，优选类似物；预混胰岛素类似物可 3 次/d 注射，预混人胰岛素、双胰岛素不能 3 次/d 注射；短期胰岛素治疗时根据情况考虑停用非胰岛素治疗方案，高糖状态解除时应再次评估并优化治疗策略。

2.7　深静脉血栓形成

2.7.1　概述

随着年龄增长，深静脉血栓（Deep vein thrombosis，DVT）形成发病率明显增高，从 40 ~ 49 岁年龄组的 17/10 万增至 70 ~ 79 岁年龄组的 232/10 万，约有 60% 的 DVT 患者发生在 65 岁以上的人群中，其原因尚未完全明确。

2.7.2　诊断

老年人疾病的临床表现常不典型，某些疾病相关症状（如下肢不适、肿胀）可能与其他合并症有关（如心衰引起的下肢水肿），且部分老年患者因痴呆等原因而不能准确表达躯体不适，需照护者细心观察并及时发现。同时，现有对 DVT 进行风险预测的量表和临床评估量表并非特别针对老年人，用于诊断时的特异度和有效性欠佳。

2.7.2.1　常用诊断手段

（1）血浆 D-二聚体：该指标阴性预测价值高。对于老年人群，D-二聚体水平本身会随年龄增长而增加，且老年人常合并恶性肿瘤、炎症、出血、创伤、手术、脑卒中等情况，亦会影响 D-二聚体检测水平，诊断特异度差。应用年龄调整的 D-二聚体临界值 [>50 岁患者临界值为年龄(岁)×10 μg/L] 在不改变敏感度的基础上可提高诊断特异度。

（2）影像学检查：血管加压超声检查作为首选影像学检查手段。

2.7.2.2　诊断流程

对存在危险因素，尤其是多个危险因素的患者，应注意识别临床症状、体征，借助相关临床预测量表评估 DVT 临床可能性，再结合 D-二聚体检测结果、影像学结果进行 DVT 的综合诊断。推荐使用 Wells 评分量表进行临床可能性评估（低度可能 0~1 分，高度可能≥2 分）(表 18，图 15)。

2.7.3 疾病评估

老年人 DVT 发病率高，应采取早期识别及时预防策略，推荐在入院后 24 小时内尽快对老年住院患者进行 DVT 风险分级，以指导个体化预防措施。但目前尚无针对老年人群 DVT 风险的特异性评分，建议采用目前已较为成熟的血栓风险评估工具进行评价，内科住院患者采用 Padua 评估表，外科住院患者采用 Caprini 评估表。

表 18　DVT 的 Wells 评分量表

项目	评分（分）
活动性肿瘤（近 6 个月内接受肿瘤治疗或目前正接受姑息治疗）	1
下肢麻痹、瘫痪，或石膏固定	1
4 周内卧床≥3 天，或 4 周内大手术史	1
沿深静脉系统走行的局部压痛	1
下肢肿胀	1
胫骨结节下方 10 cm 处小腿腿围较对侧增加≥3 cm	1
患肢可凹性水肿	1
浅静脉侧支循环（非静脉曲张）	1
其他比 DVT 更符合的诊断	−2

注：DVT 为深静脉血栓；如双下肢均有症状，以严重侧为准。

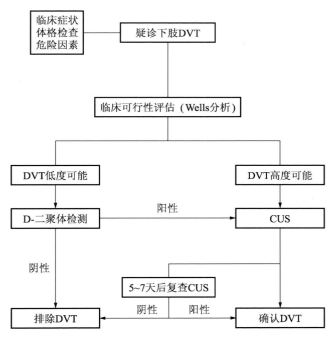

图 15　DVT 诊断流程

注：DVT 为深静脉血栓，CUS 为血管加压超声检查。

2.7.4　治疗建议

2.7.4.1　急性 DVT 的治疗

（1）抗凝治疗

老年患者合并症多，在现有各种 DVT 的治疗研究中均无明显代表性。抗凝治疗是急性 DVT 治疗的关键。对于老年人 DVT 治疗的最佳方案及抗凝持续时间尚无定论，也尚无准确预测老年人 DVT 出血风险及复发风险的工具。老年人群 DVT 管理应从"一刀切"模式向"个体化"模式转变，应充分权衡个体的抗凝获益与出血风险，并结合患者依从性予以治疗。

急性期抗凝治疗一般建议至少 3 个月。对于肌间静脉血栓形成的患者，应根据症状、血栓进展的危险和出血风险决定是否进行抗凝治疗。

（2）抗凝药物

不合并肿瘤患者初始抗凝，推荐应用新型口服抗凝药物（Nenorod antioagulant，NOAC）或低分子肝素（Low moleoul weight heparin，LMWH）；长期抗凝建议 NOAC，优于 VKA；如不愿意或不能应用 NOAC 进行长期抗凝治疗，建议应用 VKA，优于 LMWH。合并肿瘤患者初始抗凝，推荐应用 LMWH；长期抗凝治疗建议应用 LMWH，优于 NOAC 和 VKA。老年患者应用 VKA 尤其要注意安全性。

（3）机械方法

机械方法又称为物理方法，常用梯度压力弹力袜（又名"弹力袜"，Graduated compression stocking，GCS）、间歇充气加压装置（Intermittent pneumatic compression，IPC）。

即刻（诊断 24 小时内）采取弹力袜加压联合早期步行锻炼，有助于控制急性下肢近端 DVT 症状（肿胀、疼痛、色素沉着、静脉曲张等），也有利于降低血栓形成后综合征的发生率。但严重 PAD 患者需慎用。

（4）介入治疗

老年患者特别是高龄老年患者血栓清除介入治疗应该慎重。

（5）下腔静脉滤器

对于新发近端 DVT 患者存在抗凝禁忌时，推荐使用临时性下腔静脉滤器。老龄、长期卧床伴高凝血状态为置入下肢静脉滤器的相对适应证之一。

2.7.4.2　慢性 DVT 的治疗

老年慢性 DVT 易出现血栓形成后综合征，导致下肢水肿，可适当使用 GCS 或 IPC 治疗。顽固持久的下肢静脉溃疡，建议在局部护理和压力治疗的基础上，使用舒洛地特、七叶皂甙类或黄酮类药物进行治疗。如果发生髂腔静脉/髂股静脉阻塞合并溃疡，建议与外科讨论介入治疗方案。

2.7.4.3　DVT 合并 CAD 抗栓策略

DVT 合并 CAD 患病率在老年人中高于年轻人。对于需要同时抗凝和抗血小板的患者选择最佳抗栓方法是一个挑战。建议抗凝抗血小板联用原则：①需要联合抗栓治疗时，建议 $P2Y_{12}$ 抑制剂优选氯吡格雷，NOAC 优于 VKA。②当阿司匹林与抗凝合用时，每日剂量不应超过 100 mg。③对于高血栓低出血风险的患者，可短程使用三联抗栓治疗。④有高出血风险的患者，在考虑支架血栓形成与出血的相对风险情况下，可在推荐的治疗期之前（稳定性缺血性心脏病患者 3 个月后，ACS 患者 6 个月后）停止单一抗血小板治疗。⑤对于不适合给予 NOAC 和需要 VKA 治疗的患者，应将国际标准化比值（Internation normalizd ratio，INR）目标设定在范围的下限，即 2.0 ~ 2.5，更频繁地监测 INR 以降低出血风险。⑥对于服用≥2 种抗栓药物的患者，建议使用质子泵抑制剂（或 H_2 受体拮抗剂），同时避免使用非甾体抗炎药，以降低胃肠道出血的风险。⑦对于接受 PCI 的患者，无论使用何种类型的支架，血管的特征和形态、病变和支架位置可能会影响有关 DAPT 持续时间的决定和缩短 DAPT 的安全性，建议与 PCI 操作医师沟通后共同决定。可参考本书表 9。

2.7.4.4 多重用药相关要点

当抗凝药物合并使用影响止血作用的药物（如非甾体抗炎药、阿司匹林、血小板聚集抑制剂）时，可加用质子泵抑制剂等对消化道出血进行适当的预防性治疗。

同时，高龄本身即是抗凝治疗的出血高危因素，高龄以及衰弱老年人抗凝药物剂量调整尚缺乏循证医学证据，需要在充分评估老年人出血风险、密切监测出血情况的基础上，选用恰当的方法进行个体化治疗。如抗凝治疗过程中发生出血事件，根据出血情况的严重程度，选择逆转抗凝治疗的强度。

2.7.4.5 护理与康复

急性 DVT 患者在充分抗凝治疗的前提下，建议早期下地活动，除非患者有严重的肢体肿痛症状。适当抬高下肢，促进静脉回流。对无法自行锻炼的老年患者，可在除外血栓存在后，由照护者每日定时进行肢体按摩。关注患者胸闷、气短症状，以及接受抗凝治疗患者的出血情况，尤其警惕脑出血、消化道出血等严重出血并发症。

2.7.5 预防

推荐结合血栓风险评估结果，对低危患者采取基本预防；中危患者采取基本预防和物理预防，根据病情需要遵医嘱采取药物预防；高危患者采用物理预防和（或）药物联合预防。出血高危或已发生出血者，可采用机械方法预防，如患肢无法或不宜使用机械预防措施者，则对健侧肢体实施预防。目前对高龄患者进行常规药物抗凝预防的文献报道较少，可结合患者实际情况对抗凝药物减量使用。

2.8　其他

2.8.1　老年退行性瓣膜病变

老年退行性心脏瓣膜病患者早期常无症状。既往无心脏病病史，近期内出现以下表现之一要考虑：①新发现的心脏杂音；②出现心功能不全；③出现心律失常，尤其是房颤或房室传导阻滞者。超声显像具有较高的敏感性及特异性，可确定病变的部位及严重程度，是目前诊断老年退行性心脏瓣膜病的主要依据。

治疗方面应积极治疗基础疾病。老年退行性心脏瓣膜病发病机制和动脉粥样硬化类似，他汀类药物治疗根据标准风险评分用于动脉粥样硬化的一级和二级预防。对于接受过经导管主动脉瓣植入术的患者，RAAS 阻滞剂治疗（ACEI 或 ARB）可降低全因死亡的长期风险。

慢性严重继发性二尖瓣反流和 LVEF 降低的心衰患者应接受标准的治疗心衰，包括 ACEI、ARB、β 受体阻滞剂、醛固酮拮抗剂和（或）ARNI 和双心室起搏。

（1）推荐在 HFrEF 患者中应用 ACEI 或 ARNI 联合 β 受体阻滞剂、醛固酮拮抗剂及 SGLT2 抑制剂（恩格列净、达格列净）的治疗策略，以降低心衰的住院率和死亡率，延缓 CKD 的进程。

（2）如果 eGFR >60 mL/（min $\cdot$ 1.73 m^2），即可启用四联药物；如果合并肾功能不全，可能影响 ACEI、ARB、ARNI、醛固酮拮抗剂及 SGLT2 抑制剂等心衰药物治疗的应用。约有 30% 的 HFrEF 患者出现暂时性的肾功能恶化，但不建议改变 RAAS 抑制剂治疗。

（3）除非肌酐清除率急性下降 > 50% 或者肌酐增加 > 3.5 mg/dL，即使在 CKD4-5 期，小剂量使用 ACEI 是有益的，但要监测肾功能和血钾。在高钾血症中，使用钾结合剂（包括新型药物 patiromer 和环硅酸锆钠）的前提下，可持续使用 RAAS 抑制剂。

（4）四联疗法大多数证据来自于 HFrEF 试验，也适用于 HFmrEF、HFpEF 中。

手术包括瓣膜置换术、修补术和介入治疗，患者是否需要手术，需要有心脏外科专家、心脏内科专家、心脏介入科专家和护理专家对患者进行风险评估，评估患者手术风险是否选择介入或手术干预措施。

2.8.2　PAD

PAD 广义上是指除颅内动脉、冠状动脉外的其他部位动脉的疾病，包括颅外颈动脉、颅外椎动脉、上肢动脉、腹腔动脉和下肢动脉疾病，狭义上是指下肢动脉疾病（Lower extremity arterial disease，LEAD）。LEAD 病因绝大部分为动脉粥样硬化，危险因素主要有吸烟、高血压、高胆固醇血症、2 型糖尿病，这些危险因素对男性影响更大。

LEAD 诊断依靠下肢缺血的临床表现和（或）实验室检查，血管结构和血液信号超声、CTA 或 MRI、DSA 具有确诊价值，老年人群使用碘对比剂检查前注意评价肾功能。踝臂指数（Ankle brachial index，ABI）是 LEAD 首选的一线无创筛查方法，注意在老年患者 ABI > 1.40 也往往提示血管严重钙化或弹性减低。

LEAD 中大约 1/5 患者有下肢缺血的症状，中国人群中无症状的 LEAD 更高，约占 95%，尤其老年人群感觉减退或者行动受限，该病更容易漏诊。建议超过 65 岁人群常规检查 ABI。对于有危险因素者更应该进一步完善相关检查。

动脉粥样硬化导致的 LEAD，应该给予调脂治疗，目标值为 LDL-C ≤1.8 mmol/L，或者 LDL-C 不能达标的患者降低幅度超过 50%，非高密度脂蛋白胆固醇的目标值 <2.6 mmol/L。年龄超过 75 岁的老年人，建议使用中等强度的他汀治疗，使 LDL-C 降低 30%~40%。

运动锻炼对于轻中度间歇性跛行患者能够有效改善跛行距离，但对于老年患者需要根据个体状态而定，注意运动中预防摔倒、诱发 CAD/心绞痛等。老年患者器官功能衰退，合并用药情况多见，对于药物代谢影响大，因此在药物剂量选择上注意根据患者的肝肾功能做出调整，尤其常用的药物（如他汀类、抗凝药物、抗血小板药物），具体可以根据药物使用说明书而定。老年人一旦涉及有创治疗，注意尽量完善全身血管系统的评价，充分评价治疗的风险和效益，多学科会诊协同制定治疗方案。

合并高血压、糖尿病、CAD、非瓣膜房颤应给予相应治疗，具体见相关章节。

2.8.3 肺源性心脏病

肺源性心脏病简称肺心病，根据起病缓急和病程长短，可分为急性肺心病和慢性肺心病两类，临床上以后者为多见。该病好发于 60 岁以上的老年人，且随年龄增长，患病率逐渐升高。

诊断主要依据基础疾病病史（慢性咳嗽、咳痰、喘息等

COPD，或慢性支气管炎、肺气肿病史，或其他胸肺疾病史），症状（活动后呼吸困难、乏力和劳动耐力下降），出现肺动脉压增高、右心室增大或右心功能不全的征象等。胸部 X 线片、心电图、超声心动图检查有助于诊断。

老年肺心病治疗的主要目的是减轻症状、改善生命质量和活动耐力、减少急性加重发作次数、提高患者生存率，分为缓解期治疗和急性加重期治疗。

缓解期需要积极治疗和改善基础支气管、肺疾病，延缓基础疾病进展；增强患者的免疫功能，预防感染，减少或避免急性加重。

（1）COPD

1）非药物治疗

① 增强患者的免疫功能，预防感染

推荐 COPD 患者尤其是 > 65 岁的老年患者每年接种流感疫苗，每 5 年接种肺炎球菌疫苗；从未接种百白破疫苗的 COPD 患者，建议补接种。

② 戒烟

积极劝导吸烟患者戒烟；改善生活环境，减少环境污染等。

③ 加强康复锻炼

如快走、太极拳等；进行呼吸训练如缩唇呼气、腹式呼吸等，2 次/d，每次 5 分钟，改善呼吸肌的调节能力。

④ 吸氧

对于血氧分压 < 60 mmHg 者可使用家庭氧疗或家庭无创呼吸机治疗。常用吸入氧流量为 1.0 ~ 2.0 L/min，推荐吸氧时间 > 15 h/d。

⑤ 营养支持

多摄入高蛋白、低碳水化合物食物，并适度脂肪摄入。

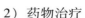

2）药物治疗

① 老年 COPD 患者稳定期药物治疗原则

遵循个体化治疗原则，综合考虑疾病严重程度、急性加重风险、合并症、肝肾功能、药物的不良反应、药物的可及性和治疗费用、患者对药物的治疗反应、吸入装置的性能、患者对吸入装置的偏好等，权衡利弊风险制定个体化治疗方案。

② 治疗药物

支气管舒张剂：是缓解 COPD 症状的主要治疗措施，首选吸入治疗。常用的治疗药物包括 β₂ 受体激动剂、抗胆碱能药、茶碱类药物、吸入性糖皮质激素（Inhaled corticosterold，ICS）及祛痰抗氧化剂等。COPD 治疗中不推荐单独吸入 ICS，ICS 常与长效 β₂ 受体激动剂或长效 β₂ 受体激动剂/长效抗胆碱能药联合使用；COPD 稳定期不推荐长期口服激素。哮喘 - COPD 重叠患者不推荐单独吸入长效 β₂ 受体激动剂。将不同作用机制和持续时间的支气管舒张剂放在一个吸入装置中联合使用（如短效 β₂ 受体激动剂/短效抗胆碱能药联合、长效 β₂ 受体激动剂/长效抗胆碱能药联合）可增加支气管扩张效果，降低不良反应发生率。

磷酸二酯酶 4 抑制剂：目前临床应用罗氟司特。低体重患者避免使用；有抑郁症状的患者应谨慎使用；与茶碱类药物不应同时应用。

祛痰抗氧化药物：主要有乙酰半胱氨酸、羧甲司坦和氨溴索等，用于有气道黏液高分泌的 COPD 患者。

3）老年 COPD 患者用药的安全性及注意事项

老年 COPD 合并糖尿病患者，使用 ICS 或口服激素，注意监测血糖；ICS 或口服激素可增加骨质疏松的风险，需早期识别并可预防性补充钙剂及维生素 D。

支气管舒张剂在初始治疗时均有潜在的引起或加重心律失常的风险，需要密切监测，但长期应用长效 β_2 受体激动剂和长效抗胆碱能药还是相对安全的。

老年患者使用抗胆碱能药可能诱发尿潴留、便秘和青光眼等，应予注意。

茶碱类药物"治疗窗"窄，老年 COPD 患者应用茶碱类药物时应仔细权衡风险和获益，并密切监测血药浓度，使其控制在 5 ~ 15 mg/L。大剂量茶碱类药物可引起心房纤颤、室上性心动过速等心律失常，增加患者心血管事件死亡风险，需谨慎使用。

（2）急性期加重期治疗

对于急性加重期的患者，建议留院观察或住院治疗。

（3）老年肺心病共病

1）CAD

β 受体阻滞剂是缺血性心脏病的一线治疗药物，但因可能引起气流阻塞加重，建议使用高选择性 β_1 受体阻滞剂（如美托洛尔、比索洛尔等）。祛痰药 N-乙酰半胱氨酸因可增强硝酸甘油的扩血管作用，有可能导致较为严重的低血压和头痛，应引起临床重视。

2）高血压

合并肺心病的老年高血压患者治疗方案与其他高血压患者相同，但 β 受体阻滞剂建议选择高选择性；ACEI 类药物有引起药物性咳嗽的风险，在肺心病急性加重时需要鉴别。

3）心律失常

老年肺心病合并心律失常时，治疗宜选用高选择性 β_1 受体阻滞剂。茶碱类药物可引起心动过速、心律失常、心衰甚至心脏骤停等心脏相关不良反应，药物有效血药浓度范围为 10 ~ 20 μg/mL。有肺部疾病的患者发生紧急严重心律失常时，首先应确定心律失常有无其他处理措施，如果没有其他措施，可短时静脉应用胺碘酮。一旦心律失常控制，应及时停药，然后评价患者是否有长期使用胺碘酮的适应证和禁忌证。短效 β_2 受体激动剂可诱发心律失常如室性心律失常、心房纤颤等，应用时应注意；合并心律失常患者吸入长效 β_2 受体激动剂、抗胆碱能药物及皮质类固醇的总体安全性是可以接受的。

4）心衰：β 受体阻滞剂仍是心衰治疗的基石，尽量选用高选择性 β_1 受体阻滞剂，以减少对气道的影响。非选择性 β 受体阻滞剂（卡维地洛）在 HFrEF 中的耐受性和改善预后的效果与选择性 β_1 受体阻滞剂没有差异。需要稍加注意的是，卡维地洛使用后可能出现第 1 秒用力呼气容积降低，但呼吸困难症状并无加重。建议小剂量开始，逐渐滴定至最大耐受剂量。

5）糖尿病

老年肺心病患者合并糖尿病较为常见。一般而言，ICS 作用于气道局部，对患者新发糖尿病或高血糖的风险增加影响较小。但应注意倍氯米松与胰岛素有拮抗作用，在感染控制不佳及全身性应用激素引起血糖不能很好控制时，治疗上应注意胰岛素的使用。

3 相关诊疗所致的心血管病风险

3.1 抗栓治疗

3.1.1 抗栓药物相关性脑出血的治疗

（1）华法林相关的脑出血患者治疗时，注射维生素 K 使 INR 正常化需要数小时，而新鲜冷冻血浆（Fresh frozen plasma，FFP）需要解冻和交叉配血，存在过敏和感染性输血反应的风险，并且通常需要大剂量才能校正 INR。凝血酶原复合物浓缩物（Prothrombin complex concentrates，PCC）可以更快地纠正 INR 且血肿扩大概率更小。尽管活化重组人凝血因子Ⅶ（Recombinant factor Ⅶa，rFⅦa）可以快速逆转 INR，但是 rFⅦa 不能补充所有的维生素 K 依赖的凝血因子，不推荐常规使用 rFⅦa 以对抗华法林的作用。

（2）由于 NOAC 应用时间较短，目前尚缺乏使用 PCC 或者 rFⅦa 来进行治疗的随机对照试验。如果条件允许，可以选用一些特异性逆转剂（如依达赛珠单抗），但尚需更多临床证据。

（3）肝素相关性脑出血的患者，可以用硫酸鱼精蛋白使活化的部分凝血酶原时间恢复正常，剂量为每 100 U 肝素使用 1 mg（最大剂量 50 mg），并根据肝素停药后的时间进行调整。类似剂量可用于接受低分子量肝素的患者；然而逆转可能并不完全。

（4）缺血性脑卒中后使用静脉重组组织型纤溶酶原激活剂等药物溶栓治疗时，有可能引起脑出血。目前常用输入血小板（6~8 个单位）和包含凝血因子Ⅷ的冷沉淀物，以快速纠正使用静脉重组组织型纤溶酶原激活剂造成的全身性纤溶状态。

（5）抗血小板药物可能增加脑出血的发生风险。一项多中心随机对照研究发现，常规接受血小板输注的患者3个月时死亡和残疾风险更高，且有更多的不良反应（不推荐常规输注血小板治疗）。

3.1.2 既往有使用抗栓药物适应证时，脑出血后重新启用抗栓治疗时间

使用抗凝药物增加脑出血的发病风险和复发风险。在血栓栓塞风险特别高时，脑实质出血可以考虑抗凝治疗，而脑叶出血患者应避免抗凝治疗。

（1）脑出血后重启抗凝治疗的最佳时间点尚不清楚。基于研究数据的生存模型发现，在大约10周后重新开始抗凝时，缺血性和出血性脑卒中的总风险最小，至少应在脑出血4周后重启。

（2）在观察性研究中，脑出血后重启抗血小板药物治疗未增加脑出血的复发风险。

建议：①需要抗栓治疗时，尤其是有明显指征时，非脑叶出血后可以进行抗凝治疗。②抗凝药物相关性脑出血重启抗凝治疗的最佳时间尚不明确。在非机械性瓣膜患者中，至少在4周内应避免OACs。③如果有使用指征，脑出血后数天可开始阿司匹林单药治疗，尽管其最佳使用时间尚不清楚。

3.2 抗癌治疗

抗癌治疗提高患者生存率的同时，因其不良反应而增加了心血管病的发病率和死亡率。癌症药物治疗和放射治疗（Radiation therapy，RT）所致常见心血管并发症包括心功能不全和心衰、高血压、血栓栓塞症、心律失常、心肌炎、动脉粥样

硬化、瓣膜病、心包炎等。

3.2.1 心功能不全和心衰

所有接受潜在心脏毒性药物治疗的患者均处于心衰的 A 期，需要规范治疗现存的心血管病和纠正危险因素，在癌症治疗之前、期间和之后进行仔细的评估和管理。影像检查和生物标志物评估的时间取决于抗癌治疗方案和患者的风险状况（图 16）。

蒽环类药物化疗期间肌钙蛋白升高的患者远期心血管风险增加，依那普利治疗 1 年可减少心脏毒性的发生和减轻心脏重构。对于出现左心室收缩功能障碍（定义为在蒽环类药物化疗期间，LVEF 下降 10% 或以上，且低于 50%）的癌症患者，应该考虑使用 ACEI 和 β 受体阻滞剂（最好是卡维地洛）。ARNI 可以改善癌症治疗所致心功能不全的患者的症状、心脏结构和功能。

3.2.2 高血压

所有接受血管内皮生长因子受体（Vascular endothelial growth factor receptor，VEGFR）抑制剂治疗的患者均应监测血压，改善生活方式同样有助于降低高血压风险。新发的高血压或加重的高血压均应接受降压治疗，对预期寿命较长的肿瘤患者降压目标应与非肿瘤患者相同，对预期寿命较短的肿瘤患者如无法达到非肿瘤人群的降压目标，可适当放宽至 < 160/100 mmHg，主要目的为辅助完成抗癌疗程，延长总生存期。如因肿瘤进展或其他原因停止 VEGFR 抑制剂，需密切关注血压变化，及时调整降压方案，避免出现低血压。

非二氢吡啶类 CCB 可能影响 VEGFR 抑制剂血药浓度，利尿剂可能加重 VEGFR 抑制剂不良反应腹泻所致离子紊乱，故需慎用。而转移性肾细胞癌患者推荐首选 ACEI 或 ARB 类药物，回顾性研究提示此类降压药物可能延长患者无进展生存期和总生存期。

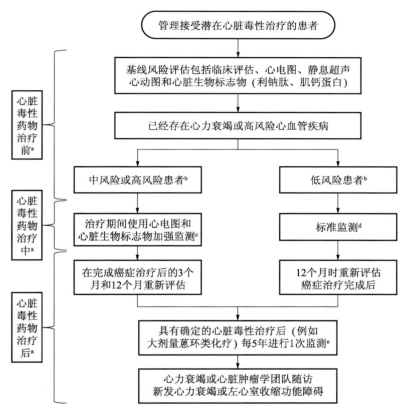

图 16　接受潜在心脏毒性抗癌治疗的患者管理

引自《2021 年 ESC 诊断和管理急慢性心力衰竭指南》。

注：a. 蒽环类化疗、曲妥珠单抗和人类表皮生长因子受体 2 靶向治疗、VEGFR 抑制剂、蛋白酶体抑制剂、联合 RAF/MEK 抑制剂；b. 可以使用国际心脏肿瘤学会心衰基线心血管风险表计算低、中和高风险；c. 计划在 1 ~ 4 周加强监测；d. 标准监测计划每 3 个月进行 1 次；e. 5 年随访监测 = 每 5 年进行 1 次临床回顾，包括病史、体格检查、利钠肽和肌钙蛋白水平以及超声心动图。

3.2.3　血栓栓塞症

正在接受抗癌药物治疗的患者如需服用 NOACs 或华法林，需使用本书 3.2.7 所列检索工具确定抗癌药物与 NOACs 或华法林之间有无相互作用。如存在药物相互作用，应根据具体情况临时改为 LMWH 或磺达肝癸钠等。

3.2.4　心律失常

使用抗心律失常药物或设备疗法（植入式或外置可穿戴式心脏复律除颤器）的决定应考虑心脏和癌症相关的预期寿命、生活质量和并发症风险。但需要强调的是应尽量避免因心律失常而中断或终止抗癌治疗。

目前没有专门针对癌症合并房颤患者的栓塞风险及出血风险评分系统，CHA_2DS_2-VASc 评分和 HAS-BLED 评分在老年癌症患者中可能并不准确。

癌症患者 QT 延长的发生率通常高达22%，建议用 Fridericia 公式计算 QTc。当 QTc > 500 ms 或较基线变化 > 60 ms 时，心律失常的风险增加，应该停用影响复极的非必要药物并纠正电解质紊乱。出现室性早搏、室性心动过速或尖端扭转型室速的情况下，应及时输注硫酸镁，通过异丙肾上腺素或临时经静脉起搏将心率维持在 > 100 次/min。与 QT 间期延长相关的难治性室性心律失常应开始利多卡因治疗，美西律可能有助降低砷引起的 QT 延长和尖端扭转型室速复发。

3.2.5　心肌炎

免疫检查点抑制剂（Immune checkpoint inhibitors，ICIs）相关心肌炎是相对少见的不良反应，但致死率很高。对接受 ICIs 治疗的患者采取主动监测策略，对出现异常症状、体征或辅助检查患者充分鉴别诊断，尤其需要与 ACS 或急性肺栓塞相鉴别，对 ICIs 相关心肌炎患者根据病情的严重程度采取以糖皮质激素为核心的综合治疗措施（图 17），治疗轻症型心肌炎或亚临床心肌损伤的激素剂量通常为 1 ~ 2 mg/（kg·d），严重病例初期需 1000 mg/d。老年人酌情使用。

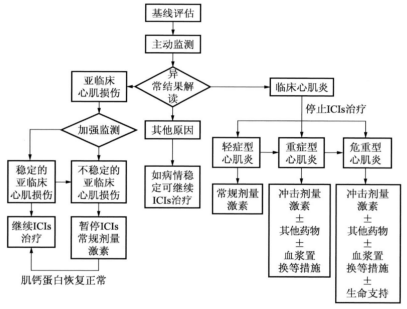

图 17　ICIs 相关心肌炎管理流程图

注：ICIs 为免疫检查点抑制剂。

3.2.6　放射治疗的心血管并发症

RT 导致心血管系统的短期和长期不良反应包括自主神经功能异常、动脉硬化，以及瓣膜、心肌和心包疾病等。预防放射性心脏损伤的关键措施是通过新技术和手段来优化 RT 计划，从而降低心脏受照剂量体积。对于接受过 RT 的患者，应该定期筛查和积极治疗心血管危险因素和心血管病。对胸部、颈部或头部 RT 癌症患者的回顾研究显示，接受他汀类药物治疗的患者中风风险显著降低。胸部 RT 史的癌症患者因瓣膜性心脏病或 CAD 接受外科治疗风险增加，经皮介入治疗可能是更理想的选择。手术仍然是 RT 所致缩窄性心包炎的有效手段，RT 所致限制性心肌病缺乏有效治疗方案，心脏移植是终末选择。

3.2.7 老年肿瘤患者合并心血管病的管理

两类疾病共存时必须重点考虑药物间相互作用，鉴于治疗这两类疾病的药品数量极为繁多，可使用检索工具（如 https://reference. medscape. com/drug-interactionchecker）支持调整治疗方案。

癌症治疗决策并非完全取决于年龄及心血管病，特别需要指出的是合并心血管病并非抗肿瘤治疗的绝对禁忌证，包括第 1 部分内容在内的、多维度综合性老年评估有助于老年肿瘤患者治疗决策的制订。

3.3 围手术期治疗

随着人口老龄化，患者行外科手术治疗的比例不断增加。但老年人脏器功能减退，合并多种慢病的可能性增加，导致老年人围手术期心血管病的风险增加。一旦发生将造成不良的临床结局，应引起足够重视。围手术期的时间段主要是指术中及术后 30 天内。

3.3.1 术前评估

手术风险评估始于有针对性的病史采集和心血管体格检查。病史应确定与手术相关的心血管病，包括缺血性心脏病、冠状动脉疾病支架治疗、心衰、心律不齐、瓣膜性心脏病、高血压和肺动脉高压。同时确定导致心血管病的危险因素，例如吸烟、糖尿病、CKD 等。

3.3.1.1　一般状况评估

对老年患者而言，认知功能、虚弱和功能状态、营养状态是围手术期心血管病风险评估的重要组成部分，具体评估参考本书第一部分健康状态综合评估。

3.3.1.2　术前心血管检查

除常规进行 12 导心电图、心脏超声检查外，非心脏疾病手术前应根据情况检测如下内容。

（1）冠状动脉造影和血运重建

不推荐进行常规术前侵入性冠状动脉造影。不建议行常规冠状动脉血运重建，以降低围手术期心血管病发生风险。

（2）脑钠肽

推荐术前测定 BNP 对患者进行心血管风险分层。

（3）心肌损伤标志物

当体征或症状提示心肌缺血时，应测量心肌肌钙蛋白水平，这是心肌损伤的敏感标志。对于没有心肌缺血症状患者，应避免常规行心肌钙蛋白筛查。而高危人群进行术后心脏肌钙蛋白监测对于发现无症状心肌损伤是合理的。

3.3.1.3　运动耐量评估

如果患者不能完成 4 个或更多运动代谢当量（Metabdic equivalants，METs）的工作且没有症状限制，心血管病的风险增加 2 倍。4 个 METs 的工作如：能做简单家务（打扫房间、洗碗）、能上一层楼或爬小山坡、能快步走（100 m/min）、能短距离跑步、能做较重家务（拖地、搬动家具）。

3.3.1.4　心血管病风险评估

识别存在心血管病高风险的老年患者，选择合适的围手术期治疗和有效告知手术风险至关重要，建议采用改良心脏风险指数方法评估（表19）。评分越高，风险越大（表20）。

表19　改良心脏风险指数评分表

参数	计分（分）
高危手术（腹腔内、胸腔内和腹股沟上的血管手术）	1
缺血性心脏病（心肌梗死病史或目前存在心绞痛、需使用硝酸酯类药物、运动试验阳性、心电图有 Q 波，或既往 PTCA/CABG 史且伴有活动性胸痛）	1
慢性心衰病史	1
脑血管病史	1
需胰岛素治疗的糖尿病	1
术前肌酐 > 177.0 μmol/L（> 20.0 mg/dL）	1
总计	6

注：PTCA 为经皮冠状动脉腔内血管成形术，CABG 为冠状动脉旁路移植术。

表20　根据风险指数确定心脏并发症发生率

分级	计分（分）	心脏并发症发生率（%）
1 级	0	0.4
2 级	1	0.9
3 级	2	6.6
4 级	≥3	11

注：该评分不适用于进行大血管手术的患者。

持续高危心脏状况，如不稳定的冠脉病变或近期心肌梗死（<30 天）、失代偿心衰、伴有低血压或需要紧急处理的心律失常、严重的心脏瓣膜病，是非心脏疾病手术的禁忌证，需要额外的评估。

3.3.1.5　手术类型评估

手术类型也与发生心血管病的风险程度相关（表21）。白内障手术和许多类型的美容或整形手术被认为是低风险的。血管（7.7%）、胸腔（6.5%）、移植（6.2%）和普通（3.9%）手术的心血管病风险较高。使用微创、腹腔镜和血管内技术可能降低心血管病风险。

表 21　手术种类与心脏事件风险程度分级

心脏事件 >5%	心脏事件 >3%	心脏事件 >1%	心脏事件 <1%
胸外科手术	神经外科	耳鼻喉手术	整容或整形手术
主动脉、大血管及外周血管手术	普通腹部或腹腔手术	骨科手术	白内障手术
移植手术		前列腺手术	

3.3.2　围手术期药物管理

3.3.2.1　围手术期心血管药物管理

（1）β受体阻滞剂

1）对于正在接受β受体阻滞剂治疗的患者应继续应用，可调整剂量以维持血压和心率的最优状态。

2）对于具有使用β受体阻滞剂指征的患者，可在术前启用。

3）不建议预防性使用β受体阻滞剂以改善术后疗效，若需启动使用，应在术前至少1周，并从小剂量开始治疗，避免术前2~4小时开始使用。

4）停用时应逐渐减量，应注意避免术前突然停药，可导致术后死亡率增加。

（2）ACEI/ARB

对于大多数患者，通常建议于术前1天或手术当天停止用药。但是对于顽固性高血压及心衰患者来说，权衡利弊后可继续使用以避免病情恶化。术后需尽快恢复 ACEI 使用。

（3）CCB

1）CCB 对血流动力学无明显影响，术前已使用患者可继续使用。

2）应避免使用短效硝苯地平，对于有心肌缺血风险的患者应换用其他药物。

（4）利尿剂

1）使用利尿剂降压治疗的患者可在手术当天早晨停止服药。使用利尿剂治疗的心衰患者，需根据心衰实际情况决定。

2）使用利尿剂患者，应密切注意血钾及容量的变化。

（5）降脂药物

1）他汀类降脂药物：建议围手术期继续使用他汀类药物，对于有适应证或拟行血管、高风险手术的，建议在手术前尽早开始他汀类药物治疗。

2）非他汀类降脂药物：建议手术前 1 天停药，围手术期暂停使用。

3.3.2.2　围手术期抗血小板药物

术前抗血小板药物的治疗应该由外科医师、麻醉科医师、心脏科医师多学科协作根据患者实际情况决定。

（1）对于出血风险低的外科手术，可以不终止抗血小板药物治疗；对于出血风险高的外科手术，应停用阿司匹林和其他抗血小板药物，并在术前停用足够长的时间（7~10 天），以降低术中出血风险；对于心血管血栓栓塞事件风险较低且出血风险高的患者，应在围手术期中断抗血小板药物治疗。

（2）对于心血管血栓栓塞事件风险高且出血风险高的患者，应考虑停药后桥接抗凝药物治疗。桥接药物有低分子肝素、替罗非班。低分子肝素建议使用预防剂量，替罗非班术前 6 小时停药。

3.3.2.3 围手术期抗凝药物管理

（1）华法林

1）低出血风险手术可不中断华法林抗凝，高出血风险手术需在术前 5 ~ 6 天停用华法林，术前 1 ~ 2 天监测国际标准化比值，如果比值介于 1.5 ~ 2.5，则应给予维生素 K。

2）停用华法林后，中高血栓栓塞风险的患者，建议使用肝素或低分子肝素桥接抗凝治疗。而血栓栓塞风险低的患者，则不建议桥接抗凝治疗。如使用低分子肝素桥接时，需要注意剂量，尤其是当华法林药理作用未完全消失时，须适当减少低分子肝素剂量，以避免药物重叠而增加的出血风险。

3）根据手术的出血风险决定恢复华法林抗凝的时间。一般来说，低出血风险可在手术后 24 小时即恢复，而高出血风险手术需 48 ~ 72 小时后恢复给药。

（2）NOAC

基于现有的循证证据，不支持对直接 NOAC 的桥接治疗，其围手术期管理策略与使用华法林治疗的患者有所区别。对于出血风险极低的手术患者，无须停药。对于出血风险中低的患者，若血栓风险高，必要时可予以桥接；若血栓风险中低危，不需要桥接。对于出血风险高的患者，停用后不需桥接，恢复抗凝的推荐时间为术后 3 ~ 7 天，在此空白窗内若需要且可以抗凝时，可考虑使用低分子肝素。

术前停用新型抗凝药的时机应该依据患者使用的药物类型、肌酐清除率、基础疾病以及手术的出血风险个体化决定。

3.3.2.4 镇痛药管理

术后镇痛需综合考虑如下因素：年龄、焦虑程度、手术方式及过程、个人机体情况、对药物或治疗的反应等，针对具体情况预防性或按时、按需镇痛。围手术期镇痛最优方式是采取多模式镇痛，以减少术后对阿片类药物的需求。

3.3.3 术前管理

围手术期的预防开始于对高危患者的识别，首先根据手术的类型对风险进行分类，对于风险评估高的患者，尽量在术前减少危险因素，控制好血压、血糖等基础状态，完善相关辅助检查，如有异常则采取必要的治疗措施。

对于短期不能控制的血压、血糖异常、老年人肺部感染等，待调整好基础状态后，再继续手术。手术后可转回下级医院，继续调整恢复。术前营养支持及对并发症的治疗非常重要。

3.3.4 术后管理

老年人术后应密切监测血压、脉搏，持续心电监护，及时发现异常，及时补充血容量，防止低血压，以免造成心肌缺血，同时保持水、电解质平衡，防止输液过多、过快，以免增加心脏负担及发生肺水肿。在处理术后患者时应严密观察患者有无胸闷、胸痛、心前区不适等症状，常规做心电图检查，了解心脏功能。

对于围手术期 CVD 应以预防为主，术前充分评估及准备，发现未诊断的问题，或者治疗欠佳且需要注意的基础疾病。合理选择手术时机，尽量在术前减少危险因素，控制好血压、血糖等基础状态，保持良好的身体状况进行手术，尽可能降低心脏不良事件发生风险。

围手术期心血管药物用药，如 β 受体阻滞剂、ACEI/ARB、CCB、利尿剂、降脂药物、抗血小板药物、抗凝药物。果糖注射液不会引起血糖升高，对于有糖尿病病史、糖耐量异常和应激性高血糖等胰岛素抵抗患者，可作为能量与体液补充或溶媒。

3.4 精神药物治疗

3.4.1 概述

在精神障碍患者人群中，心血管病的风险因素如代谢综合征、药物滥用、吸烟、肥胖、运动减少、焦虑抑郁症状等，发生率比普通人群高，增加了心血管病与精神障碍的共病风险。某些精神科药物的摄入，可能会引起心电图改变，严重者可能导致室性心律失常，诱发心源性猝死，如三环类抗抑郁药（Tricyclic antidepressant，TCA）等。尽管精神药物的心血管不良反应大多具有剂量依赖性，且绝对风险可能比较低，但是药源性心血管损害的风险仍不能忽视。同时，在老年精神障碍患者中，常共患多种躯体疾病，使得药物间相互作用成为必须考虑的复杂问题。

3.4.2 用药原则

老年患者精神药物治疗的前提是兼顾临床获益与降低风险。应当在确认药物干预是完全必要的情况下，才开始进行药物治疗。

（1）针对靶症状选药，药物种类尽可能单一。

（2）用药前要充分了解药物的作用机制和药代动力学特征，尽可能规避具有较强的抗胆碱、抗组胺和抗 α_1 受体作用的药物，避免使用镇静作用强、半衰期长的药物，或者是肝药酶的强抑制剂。

（3）药物治疗从低剂量起始，应为成年人的 1/4 ~ 1/2，并缓慢滴定。但是在能够耐受的情况下，也要达到充分治疗的目的。

（4）针对不良反应的处理，尽可能不加用拮抗药物，而是选择耐受性和安全性更好的药物替代。

（5）给药方式简单化，尽可能每日 1 次服药。

3.4.3 精神科药物的影响

3.4.3.1 心电图

关注药物引起心电图 QT 间期延长。QTc 延长的独立危险因素还包括老年、女性、有心血管病、电解质紊乱等。

抗精神病药物：可能减慢心肌细胞复极，从而引起 QTc 延长和心动过缓。

抗抑郁药物：TCA 导致 QTc、QRS 延长和心率变异性降低。单胺氧化酶抑制剂（Monoamine oxidase inhibitor, MAOI）可能引起心律失常及血压变化。选择性 5-羟色胺再摄取抑制剂（Selective serotonin reuptake inhibitor, SSRI）和 5-羟色胺和去甲肾上腺素再摄取抑制剂（Serotonin noradrenalin reuptake inhibitor, SNRI）的心脏安全性更高，但有些药物在过量服用时会引起 QTc 延长，西酞普兰和艾司西酞普兰在常规剂量应用时会出现剂量相关的 QTc 改变，需要引起注意。

心境稳定剂：此类药物的心脏安全性比较好。服用锂盐的患者可能出现 T 波低平和倒置，较少出现室性心律失常。卡马西平在这方面与锂盐相似，不良反应罕见。丙戊酸盐对心脏传导影响很小，拉莫三嗪在心脏病患者可以安全使用。

抗焦虑药物和镇静催眠药物：苯二氮䓬类药物与缺血性心脏事件存在中等强度的联系。对于老年患者，同时应当关注苯二氮䓬类药物可能引起呼吸抑制、过度镇静、晕厥、跌倒、诱发意识障碍的风险。阿扎哌隆类抗焦虑药坦度螺酮用于心功能障碍的患者可能加重症状，应当慎用。

3.4.3.2 血压

抗精神病药物：拮抗突触后 α_1 受体可引起体位性低血压。一些抗精神病药物也能拮抗突触前 α_2 受体，血管收缩，血压升高，氯氮平、奥氮平、利培酮是 α_2 受体亲和力最强的药物。

抗抑郁药物：TCA 和 MAOI 可以引起体位性低血压和心动过速，极少数服用 MAOI 的患者会出现高血压危象。SNRI 类药物文拉法辛在过量使用的情况下，可以导致血压升高，同类药物度洛西汀在高血压患者中慎用。

3.4.3.3 心动过速

药源性心动过速的机制较复杂。包括药物直接作用，如氯氮平和喹硫平引起的心动过速；体位性低血压伴随的反射性心动过速；或是药物的抗胆碱能效应。

3.4.3.4 静脉栓塞

长期服用抗精神病药物尤其是氯氮平，可能增加静脉栓塞的风险。

3.4.3.5 心肌炎和心肌病

氯氮平具有心脏毒性作用，往往发生于治疗的初始阶段，未经诊治的心肌炎和持续的心动作速可以导致心肌病，在治疗的全程均有报道。

3.4.3.6 出血

神经递质 5-羟色胺本身是一种相对较弱的促血小板聚集因子，抗抑郁药物 SSRI 会消耗血小板内的 5-羟色胺，削弱血小板聚集能力，增加出血风险。在同时口服阿司匹林、非甾体抗炎药或抗凝剂的患者中，出血风险会增加。SNRI 类药物中，文拉法辛有类似作用增加出血风险，但度洛西汀一般不会。

3.4.3.7 代谢综合征和体重增加

不同抗精神病药物对糖脂代谢及体重的影响程度见表22。心境稳定剂锂盐会引起体重增加，抗抑郁药物中 TCA 与血糖升高和体重增加有关，米氮平会引起体重增加。

表 22　抗精神病药物对糖脂代谢及体重的影响

药物	血脂升高	血糖升高	体重增加
氯丙嗪	+	++	++
奋乃静	+	+	++
氟奋乃静	+	+	++
氟哌啶醇	+	+	++
氯氮平	+++	+++	+++
奥氮平	+++	+++	+++
喹硫平	+++	++	++
利培酮	+	++	++
帕利哌酮	++	+	++
齐拉西酮	+	+	+
阿立哌唑	+	+	+
鲁拉西酮	++	++	+

注：+为很少，++为有时，+++为经常。

3.4.4　药物推荐

综合以上，并考虑老年患者的生理变化，如心输出量减少、肝肾代谢能力降低、体脂含量增加、神经递质受体活力变化等，引起药代动力学的改变，导致药物作用时间延长以及患者对药物敏感性增加，提高了发生不良反应的机会。尤其在老年心血管病人群中，药物种类和剂量的选择更应权衡疗效与潜在风险。

针对老年患者的精神科药物治疗：

在抗精神病药物方面，推荐以 SGA（如阿立哌唑、奥氮平、喹硫平、利培酮、帕利哌酮、鲁拉西酮等）替代 FGA（如氯丙嗪、氟哌啶醇等），尽量避免使用强抗胆碱能作用及对肾上腺素受体作用强的药物。

在抗抑郁药物方面，推荐首选 SSRI 类药物（如舍曲林、西酞普兰、艾司西酞普兰等），其次为 SNRI 类（如度洛西汀、文拉法辛、盐酸米那普仑片）；伴有失眠、焦虑症状者可选用去甲肾上腺素和特异性 5-羟色胺能抗抑郁剂米氮平，5-羟色胺 1A 受体部分激动剂坦度螺酮、丁螺环酮。中药舒肝解郁胶囊，对轻中度抑郁也有一定效果；TCA （如阿米替林等） 易产生严重的不良反应，应慎用。

心境稳定剂包括了锂盐、丙戊酸盐、卡马西平和拉莫三嗪，针对老年患者药物治疗的系统研究相对缺乏。

3.4.5 躯体监测

鉴于精神科药物应用于老年人群可能出现的心血管不良反应，需要定期进行包括心电图、血脂、血糖、体重在内的多种检测，以便于预防和及时处理。躯体监测的具体内容及频率见表 23。

表 23　躯体监测内容及频率

项目	人群	检查时点
心电图	所有患者	初始检查和每年体检
	患有心血管病或其他风险因素	
	抗精神病药物、锂盐、卡马西平，检查有相关异常	每次增加剂量后复查
	近期使用中度以上 QTc 延长风险的药物	1 周内检测
	抗精神病药物联合应用	
空腹血糖及糖化血红蛋白	所有患者	初始检查和每年体检
	应用抗精神病药物	第 12 周、1 年和每年
	奥氮平	增加第 4 周
	如有血糖升高	增加频率
血脂	所有患者	初始检查和每年体检
	应用抗精神病药物	第 12 周、1 年和每年
	如有血脂升高	增加频率
体重	所有患者	每年体检
	应用抗精神病药物	前 6 周每周，之后第 12 周、1 年和每年
	心境稳定剂和抗抑郁药	体重增加较快时

注：QTc 为心率修正的 QT 间期。

在精神药物使用过程中，应尽可能避免超剂量、超适应证和联合用药；对治疗中出现的 QTc 延长，应首先假设与药物相关，做出相应处理；充分考虑精神科药物与治疗躯体疾病药物之间可能发生的相互作用；对于具有心血管病风险的患者，要评估其病情及躯体状况，客观判断药物风险，综合权衡治疗利弊；对已经发生的不良反应，应及时处理并向相关科室转诊。出现异常的处理建议见表24。

表24　心电图监测异常及处理建议

QTc		处理建议
临界性延长	女性≥470 ms，<500 ms 男性≥440 ms，<500 ms	复查 ECG 减量可疑药物 或换用 QTc 影响小的药物 考虑心脏科转诊或会诊
延长	>500 ms	复查 ECG 停用可疑药物 换用 QTc 影响小的药物 即刻转诊心脏科
异常 T 波		复查 ECG 及审核治疗方案 减量可疑药物 或换用 QTc 影响小的药物 即刻转诊心脏科

注：ECG 为心电图，QTc 为心率修正的 QT 间期。

4 结语及展望

随着中国人口的快速老龄化，伴之而来的可能是心血管病的大流行。老年心血管病患者通常存在多个脏器生理功能减退、多病共存的情况，其临床治疗和用药则更为复杂，精准化、个体化、综合化的多学科合作是目前需要采取的诊治模式，而且临床效果也非常好。本共识在现有研究证据的基础上，通过多学科专家的研讨和大量循证医学证据的筛选，总结了老年心血管病及合并症的诊疗建议、用药策略，推荐了老年心血管病患者的共病管理和个体化干预措施。共识将为中国老年心血管病多学科诊疗提供参考及依据。未来随着临床研究的不断深入，循证证据的不断积累，本共识将定期更新。

5　参考文献

［1］CEDERHOLM T，BARAZZONI R，AUSTIN P，et al. ESPEN guidelines on definitions and terminology of clinical nutrition. Clin Nutr，2017，36（1）：49－64.

［2］中华医学会. 临床诊疗指南：肠外肠内营养学分册（2008 版）. 北京：人民卫生出版社，2009，55.

［3］KONDRUP J，ALLISON SP，ELIA M，et al. ESPEN guidelines for nutrition screening 2002. Clin Nutr，2003，22（4）：415－421.

［4］崔红元，朱明炜，陈伟，等. 中国老年住院患者营养状态的多中心调查研究. 中华老年医学杂志，2021，40（3）：364－369.

［5］康军仁，邱月，李海龙，等. 3885 例中国社区老年人营养风险的多中心横断面调查. 中国医学科学院学报，2018，40（5）：637－641.

［6］许静涌，王艳，唐普贤，等. 华北和华中 11 家三甲医院小于 90 岁老年冠心病诊断相关组患者营养风险和营养不足发生率横断面调查及营养支持情况回顾性分析. 中华临床营养杂志，2018，26（3）：149－155.

［7］王艳，崔红元，杨鑫，等. 北京三家三甲医院心血管慢性疾病住院 7～30 d 患者营养风险及两种来源营养不良发生率入院及出院时变化. 中华临床营养杂志，2018，26（3）：156－161.

［8］许静涌，杨剑，康维明，等. 营养风险及营养风险筛查工具营养风险筛查 2002 临床应用专家共识（2018 版）. 中华临床营养杂志，2018，26（3）：131－135.

［9］中华医学会肠外肠内营养学分会老年营养支持学组. 老年患者肠外肠内营养支持中国专家共识. 中华老年医学杂志，2013，32（9）：913－929.

［10］MUELLER C，COMPHER C，ELLEN DM，et al. A．S．P．E．N.

clinical guidelines: nutrition screening, assessment, and intervention in adults. JPEN J Parenter Enteral Nutr, 2011, 35 (1): 16 – 24.

[11] ELIA M, ZELLIPOUR L, STRATTON RJ. To screen or not to screen for adult malnutrition?. Clin Nutr, 2005, 24 (6): 867 – 884.

[12] RUBENSTEIN LZ, HARKER JO, SALVÀ A, et al. Screening for undernutrition in geriatric practice: developing the short-form mini-nutritional assessment (MNA-SF). J Gerontol A Biol Sci Med Sci, 2001, 56 (6): M366 – M372.

[13] KIPPER A, FERGUSON M, THOMPSON K, et al. Nutrition screening tools: an analysis of the evidence. JPEN J Parenter Enteral Nutr, 2012, 36 (3): 292 – 298.

[14] KAISER MJ, BAUER JM, RÄMSCH C, et al. Frequency of malnutrition in older adults: a multinational perspective using the mini nutritional assessment. J Am Geriatr Soc, 2010, 58 (9): 1734 – 1738.

[15] KONDRUP J, RASMUSSEN HH, HAMBERG O, et al. Nutritional risk screening (NRS 2002): a new method based on an analysis of controlled clinical trials. Clin Nutr, 2003, 22 (3): 321 – 336.

[16] CLEGG A, YOUNG J, ILIFFE S, et al. Frailty in elderly people. Lancet, 2013, 381 (9868): 752 – 762.

[17] BOCK JO, KÖNIG HH, BRENNER H, et al. Associations of frailty with health care costs: results of the ESTHER cohort study. BMC Health Serv Res, 2016, 16: 128.

[18] 杨婧, 习玲, 郝春艳, 等. 衰弱与心血管系统疾病相关性的研究进展. 实用老年医学, 2020, 34 (2): 194 – 197.

[19] 樊凡, 杨翠, 王庆松. 衰弱与老年心脑血管疾病关系的研究进展. 中华老年心脑血管病杂志, 2019, 21 (2): 207 – 210.

[20] 陈洁若, 王青. 衰弱对老年高血压患者血压与预后关系的影响. 中华老年心脑血管病杂志, 2019, 21 (2): 197 – 200.

[21] DENT E, LIEN C, LIM WS, et al. The Asia-Pacific clinical practice guidelines for the management of frailty. J Am Med Dir Assoc, 2017, 18 (7): 564 – 575.

［22］ 中华医学会老年医学分会. 老年患者衰弱评估与干预中国专家共识. 中华老年医学杂志, 2017, 36（3）: 251 - 256.

［23］ FAN JN, YU CQ, GUO Y, et al. Frailty index and all-cause and cause-specific mortality in Chinese adults: a prospective cohort study. Lancet Public Health, 2020, 5（12）: e650 - e660.

［24］ ROCKWOOD K. Conceptual models of frailty: accumulation of deficits. Can J Cardiol, 2016, 32（9）: 1046 - 1050.

［25］ SACHDEV P, ANDREWS G, HOBBS MJ, et al. Neurocognitive disorders: cluster 1 of the proposed meta - structure for DSM - V and ICD-11. Psychol Med, 2009, 39（12）: 2001 - 2012.

［26］ 李涛, 王华丽, 杨渊韩, 等. 中文版《AD8》信度与效度的初步研究. 中华内科杂志, 2012, 51（10）: 777 - 780.

［27］ MCCARTEN JR, ANDERSON P, KUSKOWSKI MA, et al. Screening for cognitive impairment in an elderly veteran population: acceptability and results using different versions of the Mini-Cog. J Am Geriatr Soc, 2011, 59（2）: 309 - 313.

［28］ KATZMAN R, ZHANG MY, OUANG-YA-QU, et al. A Chinese version of the Mini-Mental State Examination; impact of illiteracy in a Shanghai dementia survey. J Clin Epidemiol, 1988, 41（10）: 971 - 978.

［29］ NASREDDINE ZS, PHILLIPS NA, BéDIRIAN V, et al. The Montreal Cognitive Assessment, MoCA: a brief screening tool for mild cognitive impairment. J Am Geriatr Soc, 2005, 53（4）: 695 - 699.

［30］ BÄZ L, WIESEL M, MÖBIUS-WINKLER S, et al. Depression and anxiety in elderly patients with severe symptomatic aortic Stenosis persistently improves after transcatheter aortic valve replacement（TAVR）. Int J Cardiol, 2020, 309: 48 - 54.

［31］ SCHÖTTKE H, GIABBICONI CM. Post-stroke depression and post-stroke anxiety: prevalence and predictors. Int Psychogeriatr, 2015, 27（11）: 1805 - 1812.

［32］ JHA MK, QAMAR A, VADUGANATHAN M, et al. Screening and management of depression in patients with cardiovascular disease: JACC state-of-the-art review. J Am Coll Cardiol, 2019, 73 (14): 1827 – 1845.

［33］ CELANO CM, MILLSTEIN RA, BEDOYA CA, et al. Association between anxiety and mortality in patients with coronary artery disease: a meta-analysis. Am Heart J, 2015, 170 (6): 1105 – 1115.

［34］ PERALTA CA, KATZ R, NEWMAN AB, et al. Systolic and diastolic blood pressure, incident cardiovascular events, and death in elderly persons: the role of functional limitation in the Cardiovascular Health Study. Hypertension, 2014, 64 (3): 472 – 480.

［35］ OHYA Y, OHTSUBO T, TSUCHIHASHI T, et al. Altered diurnal variation of blood pressure in elderly subjects with decreased activity of daily living and impaired cognitive function. Hypertens Res, 2001, 24 (6): 655 – 661.

［36］ CANAVAN M, SMYTH A, BOSCH J, et al. Does lowering blood pressure with antihypertensive therapy preserve independence in activities of daily living? A systematic review. Am J Hypertens, 2015, 28 (2): 273 – 279.

［37］ 钱佳慧, 吴侃, 罗会强, 等. 中国老年人日常生活活动能力损失现况及影响因素分析. 中华流行病学杂志, 2016, 37 (9): 1272 – 1276.

［38］《中国高血压患者教育指南》编撰委员会. 中国高血压患者教育指南. 中国医学前沿杂志 (电子版), 2014, 6 (3): 78 – 110.

［39］ KNUUTI J, WIJNS W, SARASTE A, et al. 2019 ESC Guidelines for the diagnosis and management of chronic coronary syndromes. Eur Heart J, 2020, 41 (3): 407 – 477.

［40］ 中华医学会心血管病学分会, 中华心血管病杂志编辑委员会. 慢性稳定性心绞痛诊断与治疗指南. 中华心血管病杂志, 2007, 35 (3): 195 – 206.

［41］ NEUMANN FJ, SOUSA-UVA M, AHLSSON A, et al. 2018 ESC/EACTS guidelines on myocardial revascularization. Eur Heart J, 2019, 40 (2): 87 – 165.

［42］伏蕊，杨跃进，窦克非，等. 中国不同年龄段急性心肌梗死患者临床症状和诱发因素的差异分析. 中华心血管病杂志，2016，44（4）：298－302.

［43］陈冬生，栾献亭，杨进刚，等. 中国急性心肌梗死不同 Kilip 分级患者的临床特征、治疗和预后情况分析. 中国循环杂志，2016，31（9）：849－853.

［44］中国老年医学学会心血管病分会. 高龄老年（≥75 岁）急性冠状动脉综合征患者规范化诊疗中国专家共识. 中国循环杂志，2018，33（8）：732－750.

［45］TROOSTERS T, REMOORTEL HV. Pulmonary rehabilitation and cardio-vascular disease. Semin Respir Crit Care Med, 2009, 30（6）：675－683.

［46］HAO G, WANG X, CHEN Z, et al. Prevalence of heart failure and left ventricular dysfunction in China: the China Hypertension Survey, 2012—2015. Eur J Heart Fail, 2019, 21（11）：1329－1337.

［47］中华医学会老年医学分会心血管疾病学组，《老年慢性心力衰竭诊治中国专家共识》编写组. 老年人慢性心力衰竭诊治中国专家共识（2021）. 中华老年医学杂志，2021，40（5）：550－561.

［48］CVETINOVIC N, LONCAR G, FARKAS J. Heart failure management in the elderly-a public health challenge. Wien Klin Wochenschr, 2016, 128（Suppl/7）：466－473.

［49］BADER F, ATALLAH B, BRENNAN LF, et al. Heart failure in the elderly: ten peculiar management considerations. Heart Fail Rev, 2017, 22（2）：219－228.

［50］MCDONAGH TA, METRA M, ADAMO M, et al. 2021 ESC Guidelines for the diagnosis and treatment of acute and chronic heart failure. Eur Heart J, 2021, 42（36）：3599－3726.

［51］VAN DEURSEN VM, URSO R, LAROCHE C, et al. Co-morbidities in patients with heart failure: an analysis of the European Heart Failure Pilot Survey. Eur J Heart Fail, 2014, 16（1）：103－111.

［52］DAMY T, CHOUIHED T, DELARCHE N, et al. Diagnosis and

management of heart failure in elderly patients from hospital admission to discharge: position paper. J Clin Med, 2021, 10 (16): 3519.

[53] ARMSTRONG PW, PIESKE B, ANSTROM KJ, et al. Vericiguat in patients with heart failure and reduced ejection fraction. N Engl J Med, 2020, 382 (20): 1883 – 1893.

[54] CHEN YM, LI Y. Safety and efficacy of exercise training in elderly heart failure patients: a systematic review and meta-analysis. Int J Clin Pract, 2013, 67 (11): 1192 – 1198.

[55] TSUJI K, SAKATA Y, NOCHIOKA K, et al. Characterization of heart failure patients with mid-range left ventricular ejection fraction-a report from the CHART-2 Study. Eur J Heart Fail, 2017, 19 (10): 1258 – 1269.

[56] FARIS R, FLATHER M, PURCELL H, et al. Current evidence supporting the role of diuretics in heart failure: a meta analysis of randomised controlled trials. Int J Cardiol, 2002, 82 (2): 149 – 158.

[57] PALMIERO G, CESARO A, VETRANO E, et al. Impact of SGLT2 inhibitors on heart failure: from pathophysiology to clinical effects. Int J Mol Sci, 2021, 22 (11): 5863.

[58] ANAND IS, GUPTA P. Anemia and iron deficiency in heart failure: current concepts and emerging therapies. Circulation, 2018, 138 (1): 80 – 98.

[59] PONIKOWSKI P, KIRWAN BA, ANKER SD, et al. Ferric carboxymaltose for iron deficiency at discharge after acute heart failure: a multicentre, double-blind, randomised, controlled trial. Lancet, 2020, 396 (10266): 1895 – 1904.

[60] VELLONE E, CHIALÀ O, BOYNE J, et al. Cognitive impairment in patients with heart failure: an international study. ESC Heart Fail, 2020, 7 (1): 46 – 53.

[61] JANUARY CT, WANN LS, ALPERT JS, et al. 2014 AHA/ACC/HRS guideline for the management of patients with atrial fibrillation: executive

summary: a report of the American College of Cardiology/American Heart Association Task Force on practice guidelines and the Heart Rhythm Society. Circulation, 2014, 130 (23): 2071 – 2104.

[62] GO AS, HYLEK EM, PHILLIPS KA, et al. Prevalence of diagnosed atrial fibrillation in adults: national implications for rhythm management and stroke prevention: the AnTicoagulation and Risk Factors in Atrial Fibrillation (ATRIA) Study. JAMA, 2001, 285 (18): 2370 – 2375.

[63] FRIBERG L, SKEPPHOLM M, TERÉNT A. Benefit of anticoagulation unlikely in patients with atrial fibrillation and a CHA2DS2-VASc score of 1. J Am Coll Cardiol, 2015, 65 (3): 225 – 232.

[64] KISTLER PM, SANDERS P, FYNN SP, et al. Electrophysiologic and electroanatomic changes in the human atrium associated with age. J Am Coll Cardiol, 2004, 44 (1): 109 – 116.

[65] LERNFELT G, MANDALENAKIS Z, HORNESTAM B, et al. Atrial fibrillation in the elderly general population: a 30-year follow-up from 70 to 100 years of age. Scand Cardiovasc J, 2020, 54 (4): 232 – 238.

[66] LÓPEZ-LÓPEZ JA, STERNE JAC, THOM HHZ, et al. Oral anticoagulants for prevention of stroke in atrial fibrillation: systematic review, network meta-analysis, and cost effectiveness analysis. BMJ, 2017, 359: j5058.

[67] RUFF CT, GIUGLIANO RP, BRAUNWALD E, et al. Comparison of the efficacy and safety of new oral anticoagulants with warfarin in patients with atrial fibrillation: a meta-analysis of randomised trials. Lancet, 2014, 383 (9921): 955 – 962.

[68] STANIFER JW, POKORNEY SD, CHERTOW GM, et al. Apixaban versus warfarin in patients with atrial fibrillation and advanced chronic kidney disease. Circulation, 2020, 141 (17): 1384 – 1392.

[69] OKUMURA K, AKAO M, YOSHIDA T, et al. Low-dose edoxaban in very elderly patients with atrial fibrillation. N Engl J Med, 2020, 383 (18): 1735 – 1745.

[70] SUBIC A, CERMAKOVA P, RELIGA D, et al. Treatment of atrial

fibrillation in patients with dementia：a cohort study from the Swedish dementia registry. J Alzheimers Dis, 2018, 61（3）：1119 – 1128.

［71］THANGARAJ P. Falls amongelderly and its relation with their health problems and surrounding environmental factors in Riyadh. J Family Community Med, 2018, 25（3）：222 – 223.

［72］《中国高血压防治指南》修订委员会. 中国高血压防治指南 2018 年修订版. 心脑血管病防治, 2019, 19（1）：1 – 44.

［73］中国老年医学学会高血压分会. 老年人异常血压波动临床诊疗中国专家共识. 中国心血管杂志, 2017, 22（1）：1 – 11.

［74］国家心血管病中心. 国家基层高血压防治管理指南. 2017. 北京：科学技术文献出版社, 2017.

［75］中国老年医学学会高血压分会, 国家老年疾病临床医学研究中心中国老年心血管病防治联盟. 中国老年高血压管理指南 2019. 中华老年病研究电子杂志, 2019, 6（2）：1 – 27.

［76］中国老年保健医学研究会老年内分泌与代谢病分会, 中国毒理学会临床毒理专业委员会. 老年人多重用药安全管理专家共识. 中国糖尿病杂志, 2018, 26（9）：705 – 717.

［77］中国成人血脂异常防治指南制订联合委员会. 中国成人血脂异常防治指南. 中华心血管病杂志, 2007, 35（5）：390 – 419.

［78］中华医学会, 中华医学会杂志社, 中华医学会全科医学分会, 等, 血脂异常基层诊疗指南（2019 年）. 中华全科医师杂志, 2019, 18（5）：406 – 416.

［79］LIU HH, LI JJ. Aging and dyslipidemia：a review of potential mechanisms. Ageing Res Rev, 2015, 19：43 – 52.

［80］KRUMHOLZ HM, SEEMAN TE, MERRILL SS, et al. Lack of association between cholesterol and coronary heart disease mortality and morbidity and all-cause mortality in persons older than 70 years. JAMA, 1994, 272（17）：1335 – 1340.

［81］MORTENSEN MB, NORDESTGAARD BG. Elevated LDL cholesterol and increased risk of myocardial infarction and atherosclerotic cardiovascular disease in individuals aged 70 ~ 100 years: a contemporary primary prevention cohort. Lancet, 2020, 396 (10263): 1644 – 1652.

[82] GENCER B, MARSTON NA, IM K, et al. Efficacy and safety of lowering LDL cholesterol in older patients: a systematic review and meta-analysis of randomised controlled trials. Lancet, 2020, 396 (10263): 1637 – 1643.

[83] ZHOU Z, OFORI-ASENSO R, CURTIS AJ, et al. Association of statin use with disability-free survival and cardiovascular disease among healthy older adults. J Am Coll Cardiol, 2020, 76 (1): 17 – 27.

[84] MACH F, BAIGENT C, CATAPANO AL, et al. 2019 ESC/EAS Guidelines for the management of dyslipidaemias: lipid modification to reduce cardiovascular risk. Eur Heart J, 2020, 41 (1): 111 – 188.

[85] LI YZ, TENG D, SHI XG, et al. Prevalence of diabetes recorded in mainland China using 2018 diagnostic criteria from the American Diabetes Association: national cross sectional study. BMJ, 2020, 369: m997.

[86] SINCLAIR A, SAEEDI P, KAUNDAL A, et al. Diabetes and global ageing among 65-99-year-old adults: findings from the International Diabetes Federation Diabetes Atlas, 9 th edition. Diabetes Res Clin Pract, 2020, 162: 108078.

[87] EINARSON TR, ACS A, LUDWIG C, et al. Prevalence of cardiovascular disease in type 2 diabetes: a systematic literature review of scientific evidence from across the world in 2007—2017. Cardiovasc Diabetol, 2018, 17 (1): 83.

[88] LEROITH D, BIESSELS GJ, BRAITHWAITE SS, et al. Treatment of diabetes in older adults: an endocrine society ∗ clinical practice guideline. J Clin Endocrinol Metab, 2019, 104 (5): 1520 – 1574.

[89] 国家老年医学中心, 中华医学会老年医学分会, 中国老年保健协会糖尿病专业委员会. 中国老年糖尿病诊疗指南（2021 年版）. 中华糖尿病杂志, 2021, 13 (1): 14 – 46.

[90] ANDERSON FA JR, WHEELER HB, GOLDBERG RJ, et al. A population-based perspective of the hospital incidence and case-fatality

rates of deep vein thrombosis and pulmonary embolism. The Worcester DVT Study. Arch Intern Med, 1991, 151 (5): 933 –938.

[91] SPENCER FA, GORE JM, LESSARD D, et al. Venous thromboembolism in the elderly. A community-based perspective. Thromb Haemost, 2008, 100 (5): 780 –788.

[92] WANG HJ, ROSENDAAL FR, CUSHMAN M, et al. Procoagulant factor levels and risk of venous thrombosis in the elderly. J Thromb Haemost, 2021, 19 (1): 186 –193.

[93] KARASU A, ŠRÁMEK A, ROSENDAAL FR, et al. Aging of the venous valves as a new risk factor for venous thrombosis in the elderly: the BATAVIA study. J Thromb Haemost, 2018, 16 (1): 96 –103.

[94] FOLSOM AR, BOLAND LL, CUSHMAN M, et al. Frailty and risk of venous thromboembolism in older adults. J Gerontol A Biol Sci Med Sci, 2007, 62 (1): 79 –82.

[95] MIGLIACCI R, BECATTINI C, PESAVENTO R, et al. Endothelial dysfunction in patients with spontaneous venous thromboembolism. Haematologica, 2007, 92 (6): 812 –818.

[96] FARIA AVS, ANDRADE SS, PEPPELENBOSCH MP, et al. Platelets in aging and cancer- "double-edged sword". Cancer Metastasis Rev, 2020, 39 (4): 1205 –1221.

[97] SCHOUTEN HJ, GEERSING GJ, KOEK HL, et al. Diagnostic accuracy of conventional or age adjusted D-dimer cut-off values in older patients with suspected venous thromboembolism: systematic review and meta-analysis. BMJ, 2013, 346: f2492.

[98] BARBAR S, NOVENTA F, ROSSETTO V, et al. A risk assessment model for the identification of hospitalized medical patients at risk for venous thromboembolism: the Padua Prediction Score. J Thromb Haemost, 2010, 8 (11): 2450 –2457.

[99] CAPRINI JA. Thrombosis risk assessment as a guide to quality patient care. Dis Mon, 2005, 51 (2/3): 70 –78.

［100］ MAZZOLAI L, AGENO W, ALATRI A, et al. Second consensus document on diagnosis and management of acute deep vein thrombosis: updated document elaborated by the ESC Working Group on aorta and peripheral vascular diseases and the ESC Working Group on pulmonary circulation and right ventricular function. Eur J Prev Cardiol, 2022, 29 (8): 1248 - 1263.

［101］ 《中国血栓性疾病防治指南》专家委员会. 中国血栓性疾病防治指南. 中华医学杂志, 2018, 98 (36): 2861 - 2888.

［102］ FREY PM, MÉAN M, LIMACHER A, et al. Physical activity and risk of bleeding in elderly patients taking anticoagulants. J Thromb Haemost, 2015, 13 (2): 197 - 205.

［103］ KAKKOS SK, GOHEL M, BAEKGAARD N, et al. Editor´s choice-European society for vascular surgery (ESVS) 2021 clinical practice guidelines on the management of venous thrombosis. Eur J Vasc Endovasc Surg, 2021, 61 (1): 9 - 82.

［104］ AMIN EE, JOORE MA, TEN CATE H, et al. Clinical and economic impact of compression in the acute phase of deep vein thrombosis. J Thromb Haemost, 2018, 16 (8): 1555 - 1563.

［105］ 中国医师协会介入医师分会, 中华医学会放射学分会介入专业委员会, 中国静脉介入联盟. 下肢深静脉血栓形成介入治疗规范的专家共识 (第2版). 中华介入放射学电子杂志, 2018, 6 (4): 283 - 288.

［106］ 中华医学会放射学分会介入学组. 下腔静脉滤器置入术和取出术规范的专家共识. 中华放射学杂志, 2011, 45 (3): 297 - 300.

［107］ 国际血管联盟中国分部护理专业委员会. 住院患者静脉血栓栓塞症预防护理与管理专家共识. 解放军护理杂志, 2021, 38 (6): 17 - 21.

［108］ KUMBHANI DJ, CANNON CP, BEAVERS CJ, et al. 2020 ACC expert consensus decision pathway for anticoagulant and antiplatelet therapy in patients with atrial fibrillation or venous thromboembolism undergoing percutaneous coronary intervention or with atherosclerotic cardiovascular disease: a report of the American college of cardiology solution set oversight committee. J Am Coll Cardiol, 2021, 77 (5): 629 – 658.

［109］齐喜玲, 许海燕, 刘庆荣, 等. 中国老年退行性心脏瓣膜病住院患者诊疗现状分析. 中国循环杂志, 2019, 34 (8): 771 – 776.

［110］WRITING COMMITTEE MEMBERS, OTTO CM, NISHIMVRA RA, et al. 2020 ACC/AHA Guideline for the Management of Patients With Valvular Heart Disease: Executive Summary: A Report of the American College of Cardiology/American Heart Association Joint Committee on Clinical Practice Guidelines. J Am Coll Cardiol, 2021, 77 (4): 450 – 500.

［111］程治源, 宗刚军. 钙化性主动脉瓣膜病的分子生物学机制及展望. 心脏杂志, 2018, 30 (3): 355 – 359.

［112］齐喜玲, 吴永健. 老年退行性心脏瓣膜病病人临床特点和预后的性别差异分析. 中西医结合心脑血管病杂志, 2020, 18 (12): 1841 – 1847.

［113］中华医学会心血管病学分会心血管影像学组, 北京医学会心血管病学会影像学组. 中国成人心脏瓣膜病超声心动图规范化检查专家共识. 中国循环杂志, 2021, 36 (2): 109 – 125.

［114］NASHEF SAM, ROQUES F, SHARPLES LD, et al. EuroSCORE II. Eur J Cardiothorac Surg, 2012, 41 (4): 734 – 744.

［115］TRIBOUILLOY C, RUSINARU D, MARÉCHAUX S, et al. Low-gradient, low-flow severe aortic Stenosis with preserved left ventricular ejection fraction: characteristics, outcome, and implications for surgery. J Am Coll Cardiol, 2015, 65 (1): 55 – 66.

［116］MEMBERS WC, OTTO CM, NISHIMURA RA, et al. 2020 ACC/AHA guideline for the management of patients with valvular heart disease: a report of the American college of cardiology/American heart association joint committee on clinical practice guidelines. J Am Coll Cardiol, 2021, 77 (4): e25 – e197.

［117］ MULLENS W, MARTENS P, TESTANI JM, et al. Renal effects of guideline-directed medical therapies in heart failure: a consensus document from the Heart Failure Association of the European Society of Cardiology. Eur J Heart Fail, 2022, 24 (4): 603 – 619.

［118］ SONG PG, RUDAN DA, WANG ML, et al. National and subnational estimation of the prevalence of peripheral artery disease (PAD) in China: a systematic review and meta-analysis. J Glob Health, 2019, 9 (1): 010601.

［119］ WANG ZW, WANG X, HAO G, et al. A national study of the prevalence and risk factors associated with peripheral arterial disease from China: the China Hypertension Survey, 2012—2015. Int J Cardiol, 2019, 275: 165 – 170.

［120］ SONG PG, RUDAN DA, ZHU YJ, et al. Global, regional, and national prevalence and risk factors for peripheral artery disease in 2015: an updated systematic review and analysis. Lancet Glob Health, 2019, 7 (8): e1020 – e1030.

［121］ CONTE MS, POMPOSELLI FB, CLAIR DG, et al. Society for Vascular Surgery practice guidelines for atherosclerotic occlusive disease of the lower extremities: management of asymptomatic disease and claudication. J Vasc Surg, 2015, 61 (3): 2S – 41S.

［122］ SIGVANT B, LUNDIN F, WAHLBERG E. The risk of disease progression in peripheral arterial disease is higher than expected: a meta-analysis of mortality and disease progression in peripheral arterial disease. Eur J Vasc Endovasc Surg, 2016, 51 (3): 395 – 403.

［123］ 血脂异常老年人使用他汀类药物中国专家共识组. 血脂异常老年人使用他汀类药物中国专家共识. 中华内科杂志, 2010, 49 (6): 535 – 542.

［124］ FRANK U, NIKOL S, BELCH J, et al. ESVM Guideline on peripheral arterial disease. Vasa, 2019, 48 (Suppl 102): 1 – 79.

［125］ SINGH S, ARMSTRONG EJ, SHERIF W, et al. Association of elevated fasting glucose with lower patency and increased major adverse limb events among patients with diabetes undergoing infrapopliteal balloon angioplasty. Vasc Med, 2014, 19 (4): 307 – 314.

[126] 洪天配, 母义明, 纪立农, 等. 2 型糖尿病合并动脉粥样硬化性心血管疾病患者降糖药物应用专家共识. 中国糖尿病杂志, 2017, 25 (6): 481 – 492.

[127] ABOYANS V, RICCO JB. The 'ten commandments' of 2017 ESC guidelines on the diagnosis and treatment of peripheral arterial diseases. Eur Heart J, 2018, 39 (9): 722.

[128] EIKELBOOM JW, CONNOLLY SJ, BOSCH J, et al. Rivaroxaban with or without aspirin in stable cardiovascular disease. N Engl J Med, 2017, 377 (14): 1319 – 1330.

[129] CAPELL WH, BONACA MP, NEHLER MR, et al. Rationale and design for the Vascular Outcomes study of ASA along with rivaroxaban in endovascular or surgical limb revascularization for peripheral artery disease (VOYAGER PAD). Am Heart J, 2018, 199: 83 – 91.

[130] 杨瑞红, 何权瀛. 慢性肺源性心脏病的病因与发病机制. 新医学, 2005, 36 (9): 502 – 503.

[131] 中国老年医学学会呼吸病学分会慢性阻塞性肺疾病学组. 中国老年慢性阻塞性肺疾病临床诊治实践指南. 中华结核和呼吸杂志, 2020, 43 (2): 100 – 119.

[132] CAI B, ZHU Y, MA YI, et al. Effect of supplementing a high-fat, low-carbohydrate enteral formula in COPD patients. Nutrition, 2003, 19 (3): 229 – 232.

[133] LIPWORTH BJ, COLLIER DJ, GON Y, et al. Improved lung function and patient-reported outcomes with co-suspension delivery technology glycopyrrolate/formoterol fumarate metered dose inhaler in COPD: a randomized Phase III study conducted in Asia, Europe, and the USA. Int J Chron Obstruct Pulmon Dis, 2018, 13: 2969 – 2984.

[134] IONESCU AA, SCHOON E. Osteoporosis in chronic obstructive

pulmonary disease. Eur Respir J Suppl, 2003, 46: 64s – 75s.

[135] RABE KF, HURST JR, SUISSA S. Cardiovascular disease and COPD: dangerous liaisons?. Eur Respir Rev, 2018, 27 (149): 180057.

[136] SUISSA S, HEMMELGARN B, BLAIS L, et al. Bronchodilators and acute cardiac death. Am J Respir Crit Care Med, 1996, 154 (6Pt1): 1598 – 1602.

[137] 胺碘酮规范应用专家建议专家写作组. 胺碘酮规范应用专家建议. 中华内科杂志, 2019, 58 (4): 258 – 264.

[138] GBD 2013 MORTALITY AND CAUSES OF DEATH COLLABORATORS. Global, regional, and national age-sex specific all-cause and cause-specific mortality for 240 causes of death, 1990—2013: a systematic analysis for the Global Burden of Disease Study 2013. Lancet, 2015, 385 (9963): 117 – 171.

[139] STEIN BD, BAUTISTA A, SCHUMOCK GT, et al. The validity of International Classification of Diseases, Ninth Revision, Clinical Modification diagnosis codes for identifying patients hospitalized for COPD exacerbations. Chest, 2012, 141 (1): 87 – 93.

[140] LOPEZ AD, SHIBUYA K, RAO C, et al. Chronic obstructive pulmonary disease: current burden and future projections. Eur Respir J, 2006, 27 (2): 397 – 412.

[141] MATAMIS D, TSAGOURIAS M, PAPATHANASIOU A, et al. Targeting occult heart failure in intensive care unit patients with acute chronic obstructive pulmonary disease exacerbation: effect on outcome and quality of life. J Crit Care, 2014, 29 (2): 315.

[142] MENEZES AMB, PEREZ-PADILLA R, JARDIM JRB, et al. Chronic obstructive pulmonary disease in five Latin American Cities (the PLATINO study): a prevalence study. Lancet, 2005, 366 (9500): 1875 – 1881.

[143] SCHIRNHOFER L, LAMPRECHT B, VOLLMER WM, et al. COPD prevalence in Salzburg, Austria: results from the Burden of Obstructive

Lung Disease (BOLD) Study. Chest, 2007, 131 (1): 29 - 36.

[144] STEINER T, POLI S, GRIEBE M, et al. Fresh frozen plasma versus prothrombin complex concentrate in patients with intracranial haemorrhage related to vitamin K antagonists (INCH): a randomised trial. Lancet Neurol, 2016, 15 (6): 566 - 573.

[145] TANAKA KA, SZLAM F, DICKNEITE G, et al. Effects of prothrombin complex concentrate and recombinant activated factor VII on vitamin K antagonist induced anticoagulation. Thromb Res, 2008, 122 (1): 117 - 123.

[146] TREML B, OSWALD E, SCHENK B. Reversing anticoagulation in the hemorrhaging patient. Curr Opin Anaesthesiol, 2019, 32 (2): 206 - 212.

[147] SCHULMAN S, BIJSTERVELD NR. Anticoagulants and their reversal. Transfus Med Rev, 2007, 21 (1): 37 - 48.

[148] YANG J, LIU M, ZHOU J, et al. Edaravone for acute intracerebral haemorrhage. Cochrane Database Syst Rev, 2011 (2): CD007755.

[149] BAHAROGLU MI, CORDONNIER C, SALMAN RAS, et al. Platelet transfusion versus standard care after acute stroke due to spontaneous cerebral haemorrhage associated with antiplatelet therapy (PATCH): a randomised, open-label, phase 3 trial. Lancet, 2016, 387 (10038): 2605 - 2613.

[150] KENNEDY BS, KASL SV, LICHTMAN J, et al. Predicting readmission stroke type among blacks and whites in California. J Stroke Cerebrovasc Dis, 2005, 14 (6): 251 - 260.

[151] MURTHY SB, GUPTA A, MERKLER AE, et al. Restarting anticoagulant therapy after intracranial hemorrhage: a systematic review and meta-analysis. Stroke, 2017, 48 (6): 1594 - 1600.

[152] ECKMAN MH, ROSAND J, KNUDSEN KA, et al. Can patients be anticoagulated after intracerebral hemorrhage? A decision analysis. Stroke, 2003, 34 (7): 1710 - 1716.

[153] MAJEED A, KIM YK, ROBERTS RS, et al. Optimal timing of resumption of warfarin after intracranial hemorrhage. Stroke, 2010, 41 (12): 2860 – 2866.

[154] TEO KC, LAU GKK, MAK RHY, et al. Antiplatelet resumption after antiplatelet-related intracerebral hemorrhage: a retrospective hospital-based study. World Neurosurg, 2017, 106: 85 – 91.

[155] VISWANATHAN A, RAKICH SM, ENGEL C, et al. Antiplatelet use after intracerebral hemorrhage. Neurology, 2006, 66 (2): 206 – 209.

[156] ZAMORANO JL, LANCELLOTTI P, MUÑOZ DR, et al. 2016 ESC Position Paper on cancer treatments and cardiovascular toxicity developed under the auspices of the ESC Committee for Practice Guidelines: the Task Force for cancer treatments and cardiovascular toxicity of the European Society of Cardiology (ESC). Eur Heart J, 2016, 37 (36): 2768 – 2801.

[157] 中国抗癌协会整合肿瘤心脏病学分会,中华医学会心血管病学分会肿瘤心脏病学学组,中国医师协会心血管内科医师分会肿瘤心脏病学专业委员会,等. 免疫检查点抑制剂相关心肌炎监测与管理中国专家共识(2020版). 中国肿瘤临床, 2020, 47 (20): 1027 – 1038.

[158] MITCHELL JD, CEHIC DA, MORGIA M, et al. Cardiovascular manifestations from therapeutic radiation: a multidisciplinary expert consensus statement from the international cardio-oncology society. JACC CardioOncol, 2021, 3 (3): 360 – 380.

[159] MCDONAGH TA, METRA M, ADAMO M, et al. 2021 ESC Guidelines for the diagnosis and treatment of acute and chronic heart failure. Eur Heart J, 2021, 42 (36): 3599 – 3726.

[160] LYON AR, DENT S, STANWAY S, et al. Baseline cardiovascular risk assessment in cancer patients scheduled to receive cardiotoxic cancer therapies: a position statement and new risk assessment tools from the Cardio-Oncology Study Group of the Heart Failure Association of the European Society of Cardiology in collaboration with the International

Cardio-Oncology Society. Eur J Heart Fail, 2020, 22（11）: 1945 – 1960.

[161] CARDINALE D, COLOMBO A, SANDRI MT, et al. Prevention of high-dose chemotherapy-induced cardiotoxicity in high-risk patients by angiotensin-converting enzyme inhibition. Circulation, 2006, 114（23）: 2474 – 2481.

[162] CARDINALE D, SANDRI MT, COLOMBO A, et al. Prognostic value of troponin I in cardiac risk stratification of cancer patients undergoing high-dose chemotherapy. Circulation, 2004, 109（22）: 2749 – 2754.

[163] MARTíN-GARCIA A, LóPEZ-FERNάNDEZ T, MITROI C, et al. Effectiveness of sacubitril-valsartan in cancer patients with heart failure. ESC Heart Fail, 2020, 7（2）: 763 – 767.

[164] VIRANI SA, DENT S, BREZDEN-MASLEY C, et al. Canadian cardiovascular society guidelines for evaluation and management of cardiovascular complications of cancer therapy. Can J Cardiol, 2016, 32（7）: 831 – 841.

[165] CURIGLIANO G, LENIHAN D, FRADLEY M, et al. Management of cardiac disease in cancer patients throughout oncological treatment: ESMO consensus recommendations. Ann Oncol, 2020, 31（2）: 171 – 190.

[166] MCKAY RR. Angiotensin system inhibitors and survival outcomes in patients with metastatic renal cell carcinoma. Clin Cancer Res, 2015, 21（11）: 2471 – 2479.

[167] MCKAY RR, RODRIGUEZ GE, LIN X, et al. Angiotensin system inhibitors and survival outcomes oncology: a scientific statement from the American heart association. Circulation, 2021, 144（3）: e41 – e55.

[168] IZZEDINE H. Hypertension and angiotensin system inhibitors: impact on outcome in sunitinib-treated patients for metastatic renal cell carcinoma. Ann Oncol, 2015, 26（6）: 1128 – 1133.

[169] FRADLEY MG, BECKIE T M, BROWN SA , et al. Recognition,

Prevention,and Management of Arrhythmias and Autonomic Disorders in Cardio-Oncology：A Scientific Statement From the American Heart Association. Circulation, 2021, 144(3)：e41 – e55.

[170] BOULET J. Statin Use and Risk of Vascular Events Among Cancer Patients After Radiotherapy to the Thorax, Head, and Neck. J Am Heart Assoc, 2019, 8 (13)：e005996.

[171] SMILOWITZ NR, BERGER JS. Perioperative cardiovascular risk assessment and management for noncardiac surgery：a review. JAMA, 2020, 324 (3)：279 – 290.

[172] LERMAN BJ, POPAT RA, ASSIMES TL, et al. Association of left ventricular ejection fraction and symptoms with mortality after elective noncardiac surgery among patients with heart failure. JAMA, 2019, 321 (6)：572 – 579.

[173] BANCO D, DODSON JA, BERGER JS, et al. Perioperative cardiovascular outcomes among older adults undergoing in-hospital noncardiac surgery. J Am Geriatr Soc, 2021, 69 (10)：2821 – 2830.

[174] RICH M, CHYUN D, SKOLNICK A, et al. American heart association older populations committee of the council on clinical cardiology, council on cardiovascular and stroke nursing, council on cardiovascular surgery and anesthesia, and stroke council；american college of cardiology；and american geriatrics society. knowledge gaps in cardiovascular care of the older adult population：a scientific statement from the american heart association, american college of cardiology, and american geriatrics society. Circulation, 2016, 133 (21)：2103 – 2122.

[175] 中华医学会老年医学分会,解放军总医院老年医学教研室,中华老年心脑血管病杂志编辑委员会. 老年患者术前评估中国专家建议（精简版）. 中华老年心脑血管病杂志, 2016, 18 (1)：19 – 24.

[176] 陈玲, 齐国先. 老龄患者非心脏手术围手术期心血管事件风险评估. 临床内科杂志, 2019, 36 (9)：587 – 591.

[177] 中国心胸血管麻醉学会非心脏手术麻醉分会中国心胸血管麻醉学会

非心脏手术麻醉分会. 心脏病患者非心脏手术围麻醉期中国专家临床管理共识（2020）. 麻醉安全与质控, 2021, 5（2）: 63 – 77.

[178] SMILOWITZ NR, GUPTA N, RAMAKRISHNA H, et al. Perioperative major adverse cardiovascular and cerebrovascular events associated with noncardiac surgery. JAMA Cardiol, 2017, 2（2）: 181 – 187.

[179] ATKINSON TM, GIRAUD GD, TOGIOKA BM, et al. Cardiovascular and ventilatory consequences of laparoscopic surgery. Circulation, 2017, 135（7）: 700 – 710.

[180] 广东省药学会. 加速康复外科围手术期药物治疗管理医药专家共识. 今日药学, 2020, 30（6）: 361 – 371.

[181] 王可, 沈江华, 闫素英. 慢性病治疗药物的围手术期管理. 临床药物治疗杂志, 2018, 16（6）: 42 – 46.

[182] VÁZQUEZ-NARVÁEZ KG, ULIBARRI-VIDALES M. The patient with hypertension and new guidelines for therapy. Curr Opin Anaesthesiol, 2019, 32（3）: 421 – 426.

[183] 广东省药学会. 围手术期血压管理医-药专家共识. 今日药学, 2019, 29（5）: 289 – 303.

[184] 陈源源. 围手术期高血压的管理策略. 中华高血压杂志, 2017, 25（8）: 786 – 789.

[185] 上海市医学会外科学专科分会, 上海市医学会心血管病专科分会, 上海市医学会麻醉科专科分会, 等. 抗栓治疗病人接受非心脏手术围手术期管理上海专家共识（2021版）. 中国实用外科杂志, 2021, 41（6）: 639 – 645.

[186] 闫伟国, 杨树森. 围手术期新型抗血小板及抗凝药物管理. 心血管病学进展, 2018, 39（5）: 776 – 780.

[187] ELGAMAL H, LUEDI MM, ENDER JK, et al. Preoperative management of anticoagulation in the surgical patient: highlights of the latest guidelines. Best Pract Res Clin Anaesthesiol, 2020, 34（2）: 141 – 152.

[188] 上海市医学会麻醉科专科分会, 上海市医学会普通外科专科分会. 普通外科围手术期疼痛管理上海专家共识（2020版）. 中国实用外

科杂志, 2021, 41 (1): 31-37.

[189] 司天梅. Maudsley 精神科处方指南. 北京: 人民卫生出版社, 2017: 84-89.

[190] 陆林. 沈渔邨精神病学. 6版. 北京: 人民卫生出版社, 2018: 895-896.

[191] 中华医学会精神医学分会. 中国精神分裂症防治指南. 2版. 北京: 中华医学电子音像出版社, 2015.

[192] 于欣, 方贻儒. 中国双相障碍防治指南. 2版. 北京: 中华医学电子音像出版社, 2015.

[193] 李凌江, 马辛. 中国抑郁障碍防治指南. 2版. 北京: 中华医学电子音像出版社, 2015.

[194] KEEPERS GA, FOCHTMANN LJ, ANZIA JM, et al. The American psychiatric association practice guideline for the treatment of patients with schizophrenia. Focus (Am Psychiatr Publ), 2020, 18 (4): 493-497.

[195] MAJEED MH, KHALIL HA. Cardiovascular adverse effects of psychotropics: What to look for. J Current Psychiatry, 2018, 17 (7): 54-55.